线装国学经典

本草纲目

第二册

〔明〕李时珍 著

第六卷 金石部

金

（《别录》中品）

【校正】并入《拾遗》金浆。

【释名】黄牙。（《镜源》）太真。时珍曰：按许慎《说文》云：五金黄为之长，久埋不生衣，百炼不轻，从革不违，生于土，故字左右注。象金在土中之形。《尔雅》云：黄金，谓之璗，美者谓之镠，饼金谓之钣；绝泽谓之铣。独孤滔云：天生牙谓之黄牙。梵书谓之苏伐罗。弘景曰：仙方名金为太真。

【集解】《别录》曰：金屑生益州，采无时。弘景曰：金之所生，处处皆有，梁、益、宁三州多有，出水沙中。作屑，谓之生金。建平、晋安亦有金沙，出石中，烧熔鼓铸为砂，虽被火亦未熟，犹须更炼。草》言黄金有毒，误矣。生金与黄金全别也。常见人取金，掘地深丈余，至纷子石，石皆一头黑焦，石下有金，大者如指，小者犹麻豆，色如桑黄，咬时极软，即是真金。夫匠窃而吞者，不见有毒。其麸金出水南人云：毒蛇齿落在石中。又云：蛇屎着石上，及鸩鸟屎着石上皆碎，取毒处为生金，有大毒，杀人。《本高丽、扶南及西域等地成器，皆炼熟可服。藏器曰：生金生岭南夷獠峒穴山中，如赤黑碎石、金铁屎之类。出水沙中。沙中，毡上淘取，或鹅鸭腹中得之，即便打成器物，亦不重炼。煎取金汁，便堪镇心。志曰：今医家所用，有金，大者如指，小者犹麻豆，色如桑黄，咬时极软，即是真金。皆炼熟金箔，及以水煮金器，取汁用之，则无毒矣。皇朝收复岭表，询访彼人，并无蛇屎之说，藏器传闻之言，非矣。颂曰：今饶、信、南剑、登州所出，采亦多端，或有若山石状者，若米豆粒者，此类皆未经火珣曰：《山海经》所说诸山出金极多，不能备录。《广州记》云：大食国出金最多，货易并用并为生金。《异物志》云：金生丽水。又蔡州出瓜子金，云南出颗块金，在山石间采之。黔南、遂府、吉州水中，并产麸金。《岭表录异》云：五岭内富州、宾州、澄州、涪县、江溪河皆产金。居人多养鹅鸭取屎，以淘金片，日得一两或半两，有经日不获一星者。其金夜明。宗奭曰：颗块金，即穴山至百十尺，见伴金石，乃有之。其石褐色，一头如火烧黑之状，其金色深赤黄。麸金，即在江沙水中淘汰而得，其色浅黄。皆是生金，得之皆当铸炼，麸金耗多。入药当用块金，色既深，则金气足。须防药制成及点化者，此等焉得有造化之气。如紫雪之类，用金煮汁，盖假其自然之气尔。又东南金色深，西南金色淡，亦土地所宜也。时珍曰：金有山金、沙金二种。其色七青、八黄、九紫、十赤，以赤为足色。和银者性柔，试石则色青；和铜者，性硬，试石则有声。《宝货辨疑》云：马蹄金象马蹄，难得。橄榄金，出荆湖岭南；胯子金象带胯，出湖南北；瓜子金大如瓜子，麸金如麸片，出湖南及高丽；沙金细如沙屑，出蜀中；叶子金出云南。《地镜图》云：黄金之气赤，夜有火光及白鼠。或云：山有薤，下有金。凡金曾在冢墓间及为钗钏溲器者，陶隐居谓之辱金，不可合炼。《宝藏论》云：金有二十种。又外国五种。还丹金，出丹穴中，体含丹砂，尤赤，合丹服之，希世之宝也。麸金出五溪、汉江，大者如瓜子，小者如麦，性平无毒。山金出交广南韶诸山，衔石而生。马蹄金乃最精者，二蹄一斤。毒金即生金，出交广山石内，亦而有大毒，杀人，炼十余次毒乃已。此五种皆真金也。水银金、丹砂金、雄黄金、雌黄金、硫黄金、曾青金、石绿金、石胆金、母砂金、白锡金、黑铅金，并药制成者。铜金、生铁金、熟铁金、鍮石金，并药点化成者。已上十五种，皆假金也。性顽滞有毒。外有五种，乃波斯紫磨金、东夷青金、林邑赤金、西戎金、占城金也。

金屑 【气味】辛，平，有毒。大明曰：无毒。珣曰：生者有毒，熟者无毒。宗奭曰：不曰金而更加屑字者，是已经磨屑可用之义，必须烹炼锻屑为箔，方可入药。生者有毒，中其毒者，惟鹧鸪肉可解之。若不经锻，屑即不可用。金性恶锡，金箔亦同生金，有毒能杀人，且难解。有时珍曰：洗金以盐。骆驼、驴、马脂，皆能柔金。金遇铅则碎，翡翠石能屑金，亦物性相制也。金蛇能解生金毒。晋贾后饮金屑酒而死，则生金有毒可知矣。凡用金箔，须辨出铜箔。

【主治】镇精神，坚骨髓，通利五脏邪气，服之神仙（《别录》）。疗小儿惊伤五脏，风痫失志，镇心安魂魄（甄权）。癫痫风热，上气咳嗽，伤寒肺损吐血，骨蒸劳极作渴，并以箔入丸散（李珣）。破冷气，除风（青霞子）。

金浆（《拾遗》）

【气味】同金。

【主治】长生神仙。久服，肠中尽为金色（藏器）。

【发明】弘景曰：生金辟恶而有毒，不炼，服之杀人。仙经以醯、蜜及猪肪、牡荆、酒辈炼至柔软，服之成仙，亦以合水银作丹砂。医方都无用者，当是虑其有毒尔。损之曰：生者杀人，百炼者乃堪服，水银合膏饮即不炼。颂曰：金屑，古方不见用者，惟作金箔，入药甚便。又古方金石凌，红雪，紫雪辈，皆取金银煮汁，此通用经炼者，假其气尔。时珍曰：金乃西方之行，性能制木，故疗惊痫风热肝胆之病，而古方罕用，惟服食家言之。《淮南三十六水法》，亦化为浆服饵。葛洪《抱朴子》言：饵黄金不亚于金液。其法用豕负革肪、苦酒，炼之百遍即柔，或以檞皮治之，或以牡荆酒，慈石消之为水，或以雄黄、雌黄合饵，皆能地仙。又言丹砂化为圣金，服之升仙。《别录》、陈藏器亦言久服神仙。其说盖自秦皇、汉武时方士传流而来，岂知血肉之躯，水谷为赖，可能堪此金石重坠之物久在肠胃乎？求生而丧生，可谓愚也矣。故《太清法》云：金，禀中宫阴已之气，性本刚，服之伤损肌肉。又《东观秘记》云：亡人以黄金塞九窍，则尸不朽。此虽近于理，然亦海盗矣，曷若速化归虚之为愈也哉。

【附方】新五。风眼烂弦金环烧红，掠上下睑肉，日数次，甚妙。（《集简方》）牙齿风痛火烧金钗针之，立止。（《集简方》）轻粉破口，凡水肿及疮病，服轻粉后口疮龈烂。金器煮汁频频含漱，能杀粉毒，以愈为度。（《外台秘要》）水银入耳能蚀人脑。以金枕耳边自出也。（张仲景方）水银入肉令人筋挛。惟以金物熨之，水银当出蚀金，候金白色是也，频用取效，此北齐徐王方也。（《本草拾遗》）。

银

（《别录》中品）

【校正】并入《开宝》生银。

【释名】白金（《纲目》）。鋈。时珍曰：《尔雅》：白金谓之银，其美者曰镣。《说文》云：鋈，白金也。梵书谓之阿路巴。

【集解】《别录》曰：银屑生永昌，采无时。弘景曰：银之所出处，亦与金同，但是生土中也。炼饵法亦似金。永昌属益州，今属宁州。恭曰：银与金，生不同处，所在皆有，而以虢州者为胜，此外多铅矣为劣。高丽作帖者，云非银矿所出，然色青不如虢州者。志曰：生银出饶州乐平诸坑银矿中，状如硬锡，文理粗错自然者真。颂曰：银在矿中与铜相杂，土人采得，以铅再三煎炼方成，故为熟银。生银则生银矿中，状如硬锡。其金坑中所得，乃在土石中渗漏成条，若丝发状，土人谓之老翁须，极难得。方书用生银，必得此乃真。珣曰：按《南越志》：波斯国有天生药银，用为试药指环，又烧朱粉瓮下，多年沉积有银，号杯铅银，光软甚好，与波斯银功力相似，只是难得。今时烧炼家，每一斤生铅，只得二二铢。《山海经》云：东北乐平郡堂少山出银甚多。黔中生银体硬，不堪入药。宗奭曰：银出于矿，须煎炼成，故名熟银。其生银即不自矿中出而特然生者，其入用不同。世之术士，以朱砂而成，以铅汞而成，以焦铜而成者，既无造化之气，岂可入药。时珍曰：闽、浙、荆、湖、饶、信、广、滇、贵州、诸处山中皆产银，有矿中炼出者，有沙土中炼出者。其生银，俗称银笋、银牙者，亦曰生铅，亦曰出山银。独孤滔《丹房镜源》所谓铅坑中出褐色石，形如笋，打破即白，曰自然铅，亦曰出山银。独孤滔《丹房镜源》所谓铅坑中出褐色石，形如笋，打破即白，曰自然铅，亦曰自然牙，此有变化之道，不堪服食者，是也。《管子》云：上有铅，下有银。《地镜图》云：山有葱，下有银。银之气，入夜正白，流散在地，其精变为白雄鸡。《宝藏论》云：银有十七种，又外国四种。天生牙，生银坑内石缝中，状如乱丝，色红者上，入火紫白如草根本也，生银生石矿中，成片块，大小不定，状如硬锡。母砂银，生五溪丹砂穴中，是正生银，无毒，为至药根本也，衔黑石者最奇，生乐平、鄱阳产铅之山，一名龙牙，一名龙须，色理红光。黑铅银，得子母之气。此四种为真银。硫黄银、胆矾银、草砂银、曾青银、石绿银、雄黄银、雌黄银、铅银，皆是以药制成者：丹阳银、铜银、铁银、白锡银，皆以药点化者，十三种皆假银也。外国四种：新罗银、波斯银、林邑银、云南银，并精好。

【修治】弘景曰：医方镇心丸用之，不可正服。为屑，当以水银研，令消也。恭曰：方家用银屑，

本草纲目

取见成银箔，以水银消之为泥，合消石及盐研为粉，烧出水银，淘去盐石，为粉极细，用之乃佳，不得只磨取屑耳。时珍曰：入药只用银箔易细，若用水银盐消制者，反其毒矣。《龙木论》谓之银液。又有锡箔可伪，宜辨之。

【气味】辛，平。有毒。珣曰：大寒，无毒。详生银下。

【主治】安五脏，定心神，止惊悸，除邪气，久服轻身长年（《别录》）。定志，去惊痫，小儿癫疾狂走（甄权）。破冷除风（青霞子）。银箔：坚骨，镇心明目，去风热癫痫。人丸散用（李珣）。

生银【气味】辛，寒，无毒。独孤滔云：铅内银：有毒。保升曰：畏黄连、甘草、飞廉、石亭脂、砒石，恶羊血、马目毒公。大明曰：冷，微毒。畏慈石，恶锡，忌生血。时珍曰：荷叶、蕈灰能粉银。羚羊角、乌贼鱼骨、鼠尾、龟壳、生姜、地黄、慈石，俱能瘦银。羊脂、紫苏子，皆能柔银。

〔主治〕热狂惊悸，发痫恍惚，夜卧不安谵语，邪气鬼祟。服之明目镇心，安神定志。并以水磨服之，功胜紫雪（《开宝》）。小儿中恶，热毒烦闷，水磨服之（大明）。煮水，入葱白、粳米作粥食，治胎动不安，漏血（时珍）。

【发明】好古曰：白银属肺。颂曰：银屑，葛洪《肘后方》治痈肿五石汤中用之。宗奭曰：本草言银屑有毒，生银无毒，释者略漏不言。盖生银已发于外，无蕴郁之气，故无毒；矿银蕴于石中，郁结之气全未敷畅，故有毒也。时珍曰：此说非矣。生银初煎出如缦理，乃其天真，故无毒。熔者投以少铜，文金花，铜多则反败银，去铜则复还银。而初入少铜终不能出，作伪者又制以药石铅锡，制银箔成泥入药，所以银屑有毒。银本无毒，其毒则诸物之毒也。今人用银器饮食，遇毒则变黑，中毒死者，

一五〇

亦以银物探试之，则银之无毒可证矣。其入药，亦是平肝镇怯之义。故《太清服炼书》言：银禀西方辛阴之神，结精为质，性刚戾，服之能伤肝，是也。《抱朴子》言银化水服，可成地仙者，亦方士谬言也，不足信。曰：凡使金银铜铁，只可浑安在药中，借气生药力而已，勿入药服，能消人脂。

【附方】旧二，新四。妊娠腰痛如折者。银一两，水三升，煎二升，服之。（《子母秘录》）胎动欲堕痛不可忍。银五两，苎银二两，清酒一盏，水一大盏，煎一盏，温服。（《妇人良方》）胎热横闷生银五两，葱白三寸，阿胶（炒）半两。水一盏，煎服。亦可入糯米，作粥食。（《圣惠方》）风牙疼痛文银一两，烧红淬烧酒一盏，热漱饮之，立止。（《集简方》）口鼻疳蚀穿唇透颊。银屑一两，水三升，铜器煎一升，日洗三四次。（《圣济录》）身面赤疵常以银揩，令热，久久自消。（《千金翼》）

【附录】黄银（《拾遗》）。恭曰：黄银，《本草》不载，俗云为器辟恶，乃为瑞物。藏器曰：黄银载在《瑞物图经》，既堪为器，明非瑞物。时珍曰：按《方勺泊宅编》云：黄银出蜀中，色与金无异，但上石则白色。《熊太古冀越集》云：黄银绝少，道家言鬼神畏之。《六贴》载唐太宗赐房玄龄带云：世传黄银鬼神畏之。《春秋运斗枢》云：人君秉金德而生，则黄银见世。人以鍮石为黄银，非也。鍮石，即药成黄铜也。乌银藏器曰：今人用硫黄熏银，再宿泻之，则色黑矣。工人用为器。养生者以器煮药，兼于庭中高一二丈处，夜承露醴饮之，长年辟恶。

银膏

（《唐本草》）

【集解】恭曰：其法用白锡和银薄及水银合成之，凝硬如银，合炼有法。时珍曰：今方士家有银脆，恐即此物也。

【气味】辛，大寒，有毒。

【主治】热风，心虚惊悸，恍惚狂走，膈上热，头面热，风冲心上下，安神定志，镇心明目，利水道，治人心风健忘，亦补牙齿缺落（苏恭）。

赤铜

（《唐本草》）

【释名】赤金（弘景）。屑名铜落、铜末、铜花、铜粉、铜砂。时珍曰：铜与金同，故字从金，同也。

【集解】弘景曰：铜为赤金，生熟皆赤，而《本草》无用。今铜青及大钱皆入方用，并是生铜，应在下品之例也。时珍曰：铜有赤铜、白铜、青铜。赤铜出川、广、云、贵诸处山中，土人穴山采矿炼取之。白铜出云南，青铜出南番，惟赤铜为用最多，且可入药。人以炉甘石炼为黄铜，其色如金。砒石炼为白铜，杂锡炼为响铜。《山海经》言：出铜之山四百六十七，今则不知其几也。《宝藏论》云：赤金一十种：丹阳铜、武昌白慢铜、一生铜、生银铜，皆不出陶冶而生者，无毒，宜作鼎器。波斯青铜，可为镜。新罗铜，可作钟。石绿、石青、白青等铜，并是药制成。铁铜以苦胆水浸至生赤，煤熬炼成而黑坚。锡坑铜大软，可点化。自然铜见本条。《鹤顶新书》云：铜与金银同一根源也，得紫阳之气而生绿，绿二百年而生石，铜始生于中，其气禀阳，故质刚戾。《管子》云：上有陵石，下有赤铜。《抱朴子》云：铜有牝牡，在火中尚赤时，令童男、童女以水灌之，铜自分为两段，凸起者牡也，凹下者牝也。以牝为雌剑，牡为雄剑，带之入江湖，则蛟龙水神皆畏避也。

赤铜屑【修治】时珍曰：即打铜落下屑也。或以红铜火煅水淬，亦自落下。以水淘净，用好酒入沙锅内炒见火星，取研末用。

【气味】苦，平，微毒。时珍曰：苍术粉铜，巴豆、牛脂软铜，慈姑、乳香哑铜，物性然也。

【主治】贼风反折，熬使极热，投酒中，服五合，日三。或以五斤烧赤，纳二斗酒中百遍，如上服之。明目，治风眼，接骨焊齿，又治腋臭，以醋和如麦饭，袋盛，先刺腋下脉去血，封之，神效（《唐本》）。疗女人血气及心痛《大明》。同五倍子，能染须发（时珍）。

【发明】时珍曰：《太清服炼法》云：铜禀东方乙阴之气结成，性利，服之伤肾。既云伤肾，而又能接骨，何哉？藏器曰：赤铜屑主伤寒，能焊人骨，及六畜有损者，细研酒服，直入骨损处，六畜死后，取骨视之，犹有焊痕，可验。打熟铜不堪用。慎微曰：《朝野佥载》云：定州崔务坠马折足，医者取铜末和酒服之，遂瘥。及亡后十年改葬，视其胫骨折处，犹有铜束之也。

【附方】旧一。腋下狐臭崔氏方：用清水洗净，又用清酢浆洗净，微揩破，取铜屑和酢热揩之，甚验。

本草纲目

第六卷 金石部

铅

（《外台》）

【释名】青金（《说文》）。黑锡、金公（《纲目》）。水中金。时珍曰：铅易沿流，故谓之铅。锡为白锡，故此为黑锡。而神仙家拆其字为金公，隐其名为水中金。

【集解】颂曰：铅生蜀郡平泽，今有银坑处皆有之，烧矿而取。时珍曰：铅生山穴石间，人挟油灯入，至数里，随矿脉上下曲折斫取之。其气毒人，若连月不出，则皮肤痿黄，腹胀不能食，多致疾而死。《地镜图》云：草青茎赤，其下多铅。铅锡之精为老妇。独孤滔云：嘉州、利州出草节铅，生铅未锻者也。打破脆，烧之气如硫黄。紫背铅，即熟铅，铅之精华也，有变化，能碎金刚钻。雅州出钓脚铅，形如皂子大，又如蝌蚪子，黑色，生山涧沙中，可干汞。卢氏铅粗恶力劣，信州铅杂铜气，阴平铅出剑州，是铜铁之苗，并不可用。《宝藏论》云：铅有数种：波斯铅，坚白为天下第一。草节铅，出犍为，银之精也。衔银铅，银坑中之铅也，内含五色。并妙。上饶乐平铅，次于波斯、草节。负版铅，铁苗也，不可用。倭铅，可勾金。《土宿真君本草》云：铅乃五金之祖，故有五金狌犴、追魂使者之称，言其能伏五金而死八石也。雌黄乃金之苗，而中有铅气，是黄金之祖矣。银坑有铅，是白金之祖矣。信铅杂铜，是赤金之祖矣。与锡同气，是青金之苗矣。朱砂伏于铅而死于硫，硫恋于铅而伏于砒，铁恋于磁而死于铅，雄恋于铅而死于五知。故金公变化最多，一变而成胡粉，再变而成黄丹，三变而成密陀僧，四变而为白霜。《雷氏炮炙论》云：令铅住火，须仗修天；如要形坚，岂忘紫背。注云：修天，补天石也。紫背，天葵也。

【修治】时珍曰：凡用以铁铫熔化泻瓦上，滤去渣脚，如此数次收用。其黑锡灰，则以铅沙取黑灰。白锡灰，不入药。

【气味】甘，寒，无毒。藏器曰：小毒。

【主治】镇心安神，治伤寒毒气，反胃呕哕，蛇蝎所咬，炙熨之（大明）。消瘰疬痈肿，明目固牙，乌须发，治实女，杀虫坠痰，治噎膈消渴风痫，和青木香，傅疮肿恶毒（藏器）。解金石药毒（时珍）。

黑锡灰【主治】积聚，杀虫，同槟榔末等分，五更米饮服（震亨）。

【发明】好古曰：黑锡，属肾。时珍曰：铅，禀北方癸水之气，阴极之精，其体重实，其性濡滑，其色黑，内通于肾，故《局方》黑锡丹，《宣明》补真丹皆用之。得汞交感，即能治一切阴阳混淆，上盛下虚，气升不降，发为呕吐眩运，噎膈反胃危笃诸疾，所谓镇坠之剂，有反正之功。但性带阴毒，不可多服，恐伤人心胃耳。铅性又能入肉，故女子以铅珠纴耳，即自穿孔，实女无窍者，以铅作铤，逐日纴之，久久自开，此皆昔人所未知者也。铅变化为胡粉、黄丹、密陀僧、铅白霜，其功皆与铅同。但胡粉入气分，黄丹入血分，密陀僧镇坠下行，铅白霜专治上焦胸膈，此为异耳。方士又铸为梳，梳须发令光黑，或用药煮之，尤佳。

【附方】旧四，新十七。乌须明目黑铅半斤，锅内熔汁，旋入桑条灰，柳木搅成沙，筛末。每早揩牙，以水漱口洗目，能固牙明目，黑须发。（《胜金方》）揩牙乌髭黑铅消化，以不蛀皂荚寸切投入，炒成炭，入盐少许，研匀。日用揩牙。摘去白髭，黑者更不白也。又方：黑锡一斤，炒灰埋地中五日，入升麻、细辛、

本草纲目

诃子同炒黑。日用揩牙，百日效。（《普济》）牙齿动摇方同上。乌须铅梳铅十两，锡三两，婆罗得三个，针砂、熟地黄半两，茜根、胡桃皮一两，没石子、诃黎勒皮、硫黄、石榴皮、磁石、皂矾、乌麻油各二钱半。为末。先化铅锡，入末一半，柳木搅匀，倾入梳模子，印成修齿。余末同水煮梳，三日三夜，水耗加之，面取出，故帛重包五日。每以熟皮衬手梳一百下，须先以皂荚水洗净拭干。（《普济》）肾脏气发攻心，黑欲死，及诸气奔豚喘急。铅二两，石亭脂二两，木香一两，麝香一钱。先化铅炒干，入亭脂急炒，焰起以醋喷之，倾入地坑内覆住，待冷取研，粟饭丸芡子大。每用二丸，热酒化服，取汗，或下或通气，即愈。如大便不通，再用一丸，入玄明粉五分服。（《圣济录》）妇人血气冷痛攻心。方同上。风痫吐沫反目抽掣，久患者。黑铅、水银（结砂）、南星（炮）各一两。为末，糯饭丸绿豆大。一岁一丸，乳汁下。（《普济方》）反胃哕逆黑铅化汁，以柳木槌研成粉，一两，入米醋一升，砂锅熬膏，入蒸饼末少许，捣丸小豆大。每服一丸，姜汤下。（《圣济录》）多年反胃不止。紫背铅二两，石亭脂二两，盐卤汁五两。烧铅以卤汁淬尽，与亭脂同炒，焰起，铫子盖上，焰止研匀，蒸饼和丸梧子大。每服二十丸，煎石莲、干柿汤下。（《圣济录》）消渴烦闷黑铅、水银等分。结如泥，常含豆许，吞津。（《圣惠方》）寸白虫病先食猪肉一片，乃以砂糖水调黑铅灰四钱，五更服之，虫尽下，食白粥一日。许学士病嘈杂，服此下二虫，一寸断，一长二尺五寸，节节有斑文也。（《本事方》）水肿浮满乌锡错末一两，皂荚一挺（炙）。酒二斗，煮六沸。频服，至小便出二三升，即消。（《千金翼》）小便不通黑铅错末一两，生姜半两，灯心一握，井水煎服，先以炒葱贴脐急方》）瘰疬结核铅三两，铁器炒取黑灰，醋和涂上，故帛贴之，频换，去恶汁。如此半月，不痛不破，（《圣惠方》）卒然咳嗽炉中铅屑，桂心、皂荚等分。为末，蜜丸如梧子大。每饮下十五丸，忌葱。（《备

锡

（《拾遗》）

【释名】白镴（音腊）。鈏（音引）。贺。时珍曰：《尔雅》：锡，谓之鈏。郭璞注云：白镴也。方术家谓之贺，盖锡以临贺出者为美也。

【集解】《别录》曰：锡，生桂阳山谷。弘景曰：今出临贺，犹是桂阳地界。铅与锡相似，而入用大异。时珍曰：锡出云南、衡州。许慎《说文》云：锡者，银铅之间也。《土宿本草》云：锡受太阴之气而生，二百年不动，遇太阳之气乃成银。今人置酒于新锡器内，浸渍日久或杀人者，以砒能化锡，岁月尚近，便被采取，其中蕴毒故也。又曰：砒乃锡根。于新锡器内，浸渍日久或杀人者，以砒能化锡，岁月尚近，便被采取，其中蕴毒故也。又曰：砒乃锡根。银色而铅质，五金之中独锡易制，失其药则为五金之贼，得其药则为五金之媒。《星槎胜览》言：满剌加国，于山溪中淘沙取锡，不假煎炼成块，名曰斗锡也。

内消为水而愈。（刘禹锡《传信方》）痈疽发背黑铅一斤，甘草三两（微炙）。瓶盛酒一斗浸甘草，乃熔铅投酒中，如此九度，去滓。饮酒醉卧即愈。（《经验方》）金石药毒黑铅一斤，熔化，投酒一升，如此十余次，待酒至半升，顿饮。（《胜金方》）取轻粉毒出山黑铅五斤，打壶一把，盛烧酒十五斤，纳土茯苓半斤，乳香三钱，封固，重汤煮一日夜，埋土中，出火毒。每日早晚任性饮数杯。后用瓦盆接小便，自有粉出为验。服至筋骨不痛，乃止。（《医方摘要》）解砒霜毒烦躁如狂，心腹疼痛，四肢厥冷，命在须臾，黑铅四两，磨水一碗灌之。（《华佗危病方》）解硫黄毒黑锡煎汤服，即解。（《集简方》）

本草纲目

第六卷 金石部

【正误】恭曰：临贺采者，名铅，一名白镴，惟此一处资天下用。其锡，出银处皆有之。体相似，而入用大异。时珍曰：苏恭不识铅、锡，以锡为铅。其谓黄丹、胡粉为炒锡，皆由其不识故也。今正之。

【气味】甘，寒，微毒。独孤滔曰：殺羊角、五灵脂、伏龙肝、马鞭草皆能缩贺。砜、砒能硬锡。巴豆、蓖麻、姜汁、地黄能制锡。松脂焊锡。锡矿缩银。

【主治】恶毒风疮（大明）。

【发明】时珍曰：洪迈《夷坚志》云：汝人多病瘿。地饶风沙，沙入井中，饮其水则生瘿。故金房间人家，以锡为井阑，皆夹锡钱镇之，或沉锡井中，乃免此患。

【附方】新二。解砒霜毒锡器，于粗石上磨水服之。（《济急方》）杨梅毒疮黑铅、广锡各二钱半（结砂），蜈蚣二条。为末，纸卷作小捻，油浸一夜，点灯，日照疮二次，七日见效。（《集玄方》）

古文钱

（《日华》）

【释名】泉、孔方兄、上清童子（《纲目》）。青蚨。时珍曰：《管子》言：禹以历山之金铸币，以救人困，此钱之始也。至周太公立九府泉法，泉体圆含方，轻重以铢，周流四方，有泉之象，故曰泉。后转为钱。鲁褒《钱神论》云：为世神宝，亲爱如兄，字曰孔方。又昔有钱精，自称上清童子。青蚨血涂子母钱，见虫部。

【集解】颂曰：凡铸铜之物，多和以锡。《考工记》云：攻金之工，金有六剂，药用古文钱、铜弩牙之类，皆有锡，故其用近之。宗奭曰：古钱其铜焦赤有毒，能腐蚀坏肉，非特为有锡也。此说非是。但取周景王时大泉五十及宝货，秦半两，汉荚钱，大小五铢，吴大泉五百、六钱当千，宋四铢、二铢，及梁四柱、北齐常平五铢之类，方可用。时珍曰：古文钱，但得五百年之外者即可用，而唐高祖所铸开元通宝，得轻重大小之中，尤为古今所重。綦毋氏《钱神论》云：黄金为父，白银为母，铅为长男，锡为适妇，其性坚刚，须水终始，体圆应天，孔方效地，此乃铸钱之法也。三伏铸钱，其汁不清，俗名炉冻，盖火克金也。唐人端午于江心铸镜，亦此意也。

【气味】辛，平，有毒。时珍曰：同胡桃嚼即碎，相制也。

【主治】翳障，明目，疗风赤眼，盐卤浸用。妇人生产横逆，心腹痛，月膈五淋，烧以醋淬用（大明）。大青钱煮汁服，通五淋；磨入目，主盲障肤赤；和薏苡根煮服，止心腹痛（藏器）。

【发明】宗奭曰：古钱有毒，治目中障瘀，腐蚀坏肉，妇人横逆产，五淋，多用之。予少时常患赤目肿痛，数日不能开。客有教以生姜一块，洗净去皮，以古青铜钱刮汁点之。初甚苦，热泪蒉面，然终无损。后有患者，教之，往往疑惑；信士点之，无不一点遂愈，更不须再。但作疮者，不可用也。时珍曰：以胡桃同嚼食二三枚，能消便毒。便毒属肝，金伐木也。

【附方】旧一，新二十一。时气欲死大钱百文，水一斗煮八升，入麝香末三分，稍饮至尽，或吐或下愈。（《肘后方》）时气温病头痛壮热脉大，始得一日者，比轮钱一百五十七文，水一斗，煮取七升，服汁。（《肘后方》）心腹烦须臾复以水五升，更煮一升，以水二升投中，合得三升，出钱饮汁，当吐毒出也。

满及胸胁痛欲死者。比轮钱二十枚。水五升，煮三升，分三服。（《肘后方》）急心气痛古文钱一个（打碎），大核桃三个。同炒热，入醋一碗冲服。（《杨诚经验方》）霍乱转筋青铜钱四十九枚，木瓜一两，乌梅（炒）五枚。水二盏，煎分温服。（《圣济录》）慢脾惊风利痰奇效。用开元通宝钱背后上下有两月痕者，其色淡黑，颇小。以一个放铁匙上，炭火烧四围上下，各出珠子，取出候冷，倾入盏中，作一服，以南木香汤送下，或人参汤亦可。钱虽利痰，非胃家所好，须以木香佐之。（《杨仁斋直指方》）下血不止大古钱四百文。酒三升，煮二升，分三服。（《普济方》）赤白带下铜钱四十文。酒四升，煮取二升，分三服。（《千金方》）小便气淋比轮钱三百文。水一斗，煮取三升，温服。（《千金方》）沙石淋痛古文钱，煮汁服。（《普济方》）伤水喘急因年少饮冷水惊恐所致者。古文钱七枚（洗净），白梅七个。水一钟，同浸三宿，空心一呷，良久得吐效。（《仁存方》）唇肿黑痛痒不可忍。四文大钱于石上磨猪脂汁涂之，不过数遍愈。（陈藏器《本草》）眼赤生疮连年不愈，钱一文，青江石一个。洗净，以钱于石上磨蜜，取浓汁三四滴在盏，覆瓦上，以艾灸瓦内七壮熏蜜，取点之，效。（《普济方》）赤目浮翳古钱一文，盐方寸匕，治筛点之。（《千金方》）目卒不见钱于石上磨汁，注眦中。（《普济方》）目生珠管及肤翳。铜钱青一两，细墨半两。为末，醋丸白豆大。每以一丸，乳汁、新汲水各少许，浸化点之。（《圣惠方》）腋下狐臭古文钱十文，铁线串烧，醋淬十次，入麝香研末，调涂。（《应急良方》）跌扑伤损半两钱五个（火煅醋淬四十九次）甜瓜子五钱，真珠二钱。研末。每服一字，好酒调，随上下，食前后。（《青囊》）误吞铁钱古文铜钱十个，白梅肉十个。淹过即烂，捣丸绿豆大。每服一丸，流水吞下，即吐出。（《圣济录》）百虫入耳青钱十四文，煎猪膏二合，少少滴之。（《圣济录》）

便毒初起方见发明下。

铁

（《本经》下品）

【校正】并入《别录》生铁、《拾遗》劳铁。

【释名】黑金（《说文》）。乌金。时珍曰：铁，截也，刚可截物也。于五金属水，故曰黑金。

【集解】《别录》曰：铁出牧羊平泽及祊城，或析城，采无时。弘景曰：生铁是不破鑐，枪、釜之类。钢铁是杂炼生鑐，作刀，镰者。鑐音柔。颂曰：铁，今江南、西蜀有炉冶处皆有之。初炼去矿，用以铸泻器物者，为生铁。再三销拍，可以作镰者，为鑐铁，亦谓之熟铁。以生柔相杂和，用以作刀剑锋刃者，为钢铁。锻家烧铁赤沸，砧上打下细皮屑者，为铁落。锻灶中飞出如尘，紫色而轻虚，可以莹磨铜器者，为铁精。取诸铁于器中水浸之，经久色青沫出可以染皂者，为铁浆。以铁拍作片段，置醋糟中积久衣生刮取者，为铁华粉。入火飞炼者，为铁粉。又马衔、秤锤、车辖及锯、杵、刀、斧，并俗用有效。时珍曰：铁皆取矿土炒成。秦、晋、淮、楚、湖南、闽、广诸山中皆产铁，以广铁为良。《宝藏论》云：铁有五种：荆铁出当阳，色紫而坚利；甘肃土锭铁，色黑性坚，宜作刀剑。西番出宾铁尤胜。上饶铁次之，宾铁出波斯，坚利可切金玉；太原、蜀山之铁顽滞，刚铁生西南瘴海中山石上，状如紫石英，水火不能坏，穿珠切玉如土也。《土宿本草》云：铁受太阳之气，始生之初，卤石产焉。一百五十年而成慈石，二百年孕而成铁，又二百年不经采炼而成铜，铜复化为白金，白金化为黄金，是铁与金银同一根源也。

本草纲目

今取慈石碎之,内有铁片,可验矣。铁禀太阳之气,而阴气不交,故燥而不洁,性与锡相得。《管子》云:上有赭,下有铁。

劳铁(《本经》)恭曰:此柔铁也,即熟铁。藏器曰:经用辛苦者,曰劳铁。

【气味】辛,平,有毒。大明曰:畏磁石、灰炭,能制石亭脂毒。敩曰:铁遇神砂,如泥似粉。时珍曰:铁畏皂荚、猪犬脂、乳香、朴消、硇砂、盐卤、荔枝。獏食铁而蛟龙畏铁。凡诸草木药皆忌铁器,而补肾药尤忌之,否则反消肝肾,盖肝伤则母气愈虚矣。

【主治】坚肌耐痛(《本经》)。劳铁疗贼风,烧赤投酒中饮(藏器)。

生铁(《别录》中品)

【气味】辛,微寒,微毒。(见铁下)

【主治】下部及脱肛(《别录》)。镇心安五脏,治痫疾,黑鬓发。治癣及恶疮疥,蜘蛛咬,蒜磨,生油调傅(大明)。散瘀血,消丹毒(时珍)。

【发明】恭曰:诸铁疗病,并不入散,皆煮取汁用之。藏器曰:铁砂、铁精,并入丸散。时珍曰:铁于五金,色黑配水,而其性则制木,故痫疾宜之。《素问》治阳气太盛,病狂善怒者,用生铁落,正取伐木之义。《日华子》言其镇心安五脏,岂其然哉?本草载太清服食法,言服铁伤肺者,乃肝字之误。

【附方】旧五,新一。脱肛历年不入者:生铁二斤。水一斗,煮汁五升,洗之,日再。(《集验方》)小儿丹毒烧铁淬水,饮一合。(《千金方》)小儿燥疮一名烂疮。烧铁淬水中二七遍,浴之,二、三起作浆。(《子母秘录》)打扑瘀血热甚耳聋烧铁投酒中饮之,仍以慈石塞耳,日易,夜去之。(陈氏《本草》)小儿燥疮一名烂疮。

在骨节及胁外不去。以生铁一斤，酒三升，煮一升服。（《肘后方》）熊虎伤毒生铁煮令有味，洗之。（《肘后方》）

玉

（《别录》上品）

【校正】并入《别录》玉屑。

【释名】玄真。时珍曰：按许慎《说文》云：玉乃石之美者，有五德：润泽以温，仁也；䚡理自外可以知中，义也；其声舒扬远闻，智也；不挠而折，勇也；锐廉而不技，洁也。其字象三玉连贯之形。葛洪《抱朴子》云：玄真者，玉之别名也，服之令人身飞轻举。故曰：服玄真者，其命不极。

【集解】《别录》曰：玉泉、玉屑，生蓝田山谷，采无时。弘景曰：好玉出蓝田及南阳徐善亭部界中，日南、卢容水中，外国于阗、疏勒诸处皆善。洁白如猪膏，叩之鸣者，是真也。其比类者，其多相似，宜精别之。所以燕石入笥，卞氏长号也。珣曰：《异物志》云：玉出昆仑。《别宝经》云：凡石韫玉，但将石映灯看之，内有红光，明如初出日，便知有玉也。颂曰：今蓝田、南阳、日南不闻有玉，惟于阗出之。晋鸿胪卿张匡邺使于阗，作《行程记》，载其采玉之地云：玉河，在于阗城外。其源出昆山，西流一千三百里，至于阗界牛头山，乃疏为三河：一曰白玉河，在城东三十里；二曰绿玉河，在城西二十里；三曰乌玉河，在绿玉河西七里。其源虽一，而其玉随地而变，故其色不同。每岁五六月大水暴涨，则玉随流而至。玉之多寡，由水之大小，七八月水退，乃可取，彼人谓之捞玉。其地有禁，器用服食，往往用玉。各地所有，

本草纲目

亦自彼来。王逸《玉论》载玉之色曰：赤如鸡冠，黄如蒸栗，白如截肪，黑如纯漆，谓之玉符，而青玉独无说焉。今白者常有，黑者时有，黄赤者绝无，虽礼之六器，亦不能得其真者。今仪州出一种石，如蒸栗色，彼人谓之栗玉，或云亦黄玉之类，但少润泽，声不清越，为不及也。然服食者，惟贵纯白，他色亦不取焉。承曰：仪州栗玉，乃黄石之光莹者，非玉也。玉坚而有理，火刃不可伤。此石小刀便可雕刻，与阶州白石同体而异色尔。时珍曰：按：《太平御览》云：交州出白玉，夫余出赤玉，挹娄出青玉，大秦出菜玉，西蜀出黑玉。蓝田出美玉，色如蓝，故曰蓝田。《淮南子》云：钟山之玉，炊以炉炭，三日三夜，而色泽不变，得天地之精也。观此诸说，则产玉之处亦多矣，而今不出者，地方恐为害也，故独以于阗玉为贵焉。古礼玄珪苍璧，黄琮赤璋，白琥玄璜，以象天地四时而立名尔。《礼记》云：石蕴玉则气如白虹，精神见于山川也。《博物志》云：山有谷者生玉。《尸子》云：水圆折者有珠，方折者有玉。《地镜图》云：二月山中草木生光下垂者有玉，玉之精如美女。《玉书》云：玉有山玄文，水苍文，生于山而木润，产于水而流芳，藏于璞而文采露于外。观此诸说，则玉有山产、水产二种。中国之玉多在山，于阗之玉则在河也。其石似玉者，珷玞、琨、珉、瑶、璎也。北方有罐子玉，雪白有气眼，乃药烧成者，不可不辨，然皆无温润。

《稗官》载火玉色赤，可烹鼎；暖玉可辟寒；寒玉可辟暑；香玉有香；软玉质柔；观日玉，洞见日中宫阙；宗奭曰：燕玉出燕北，体柔脆如油，和粉色，不入药用。此皆希世之宝也。

【修治】弘景曰：玉屑是以玉为屑，非别一物也。《仙经》服谷玉，有捣如米粒，乃以苦酒辈，消令如泥，亦有合为浆者。凡服玉，皆不得用已成器物，及冢中玉璞。恭曰：饵玉当以消作水者为佳。屑如麻豆服者，取其精润脏腑，滓秽当完出也。又为粉服者，即使人淋壅。屑如麻豆，其义殊深；

玉屑（《别录》）

化水法，在《淮南三十六水法》中。

【气味】甘，平，无毒。珣曰：咸，寒，无毒。时珍曰：恶鹿角，养丹砂。

【主治】除胃中热，喘息烦满，止渴，屑如麻豆服之，久服轻身长年（《别录》）。润心肺，滋毛发（大明）。滋养五脏，止烦躁，宜共金、银、麦门冬等同煎服，有益（李珣）。

【附方】新三。小儿惊啼白玉二钱半，寒水石半两。为末，水调涂心下。（《圣惠方》）面身瘢痕真玉日日磨之，久则自灭。（《圣济录》）玉泉（《本经》）疟癖鬼气往来疼痛，及心下不可忍者，不拘大人小儿。白玉、赤玉等分。为末，糊丸梧子大。每服三十丸，姜汤下。（《圣惠方》）

【释名】玉札（《本经》）。玉浆（《开宝》）。琼浆。普曰：玉泉，一名玉屑。志曰：按：别本注云：之精华，白者质色明澈，可消之为水，故名玉泉。今人无复的识者，通一为玉尔。玉泉者，玉之泉液也。以仙室玉池中者为上，故一名玉液。今《仙经》《三十六水法》中，化玉为玉浆，称为玉泉，服之长年不老，然功劣于自然泉液也。宗奭曰：《本经》言：玉泉生蓝田山谷，采无时。今蓝田无玉，而泉水古今不言采，陶氏言玉为水，故名玉泉。如此则当言玉水，不当言玉泉，泉及流布之义。时珍曰：今详泉字乃浆之误，去古既远，文字脱误也。《道藏经》有金饭、玉浆之文，唐李商隐有琼浆未饮结成冰之诗，是采玉为浆，断无疑矣。别本所注不可取也。若如所言，则举世不能得，亦漫立此名耳。

【修治】玉泉作玉浆甚是。别本所注乃玉髓也，《别录》自有条，诸家未深考尔。青霞子曰：作玉浆法：玉屑一升，地榆草一升，稻米一升。取白露二升，铜器中煮，米熟绞汁，玉屑化为水，以药纳入，所谓神仙玉浆也。藏器曰：以玉杀朱草，汁化成醴。朱草，瑞草也。术家取蟾蜍

本草纲目

膏软玉如泥，以苦酒消之成水。

【气味】甘，平，无毒。普曰：神农、岐伯、雷公：甘；李当之：平。畏款冬花、青竹。

【主治】五脏百病，柔筋强骨，安魂魄，长肌肉，益气，利血脉，久服耐寒暑，不饥渴，不老神仙。人临死服五斤，三年色不变（《本经》）。疗妇人带下十二病，除气癃，明耳目，久服轻身长年（《别录》）。治血块（大明）。

【发明】慎微曰：《天宝遗事》：杨贵妃含玉咽津，以解肺渴。王莽遗孔休玉曰：君面有疵，美玉可以灭瘢。后魏李预得餐玉之法，乃采访蓝田，掘得若环璧杂器形者，大小百余枚，捣作屑，日食之，经年云有效验。而好酒损志，及疾笃，谓妻子曰：服玉当屏居山林，排弃嗜欲，而吾酒色不绝，自致于死，非药之过也。尸体必当有异于人，勿使速殡，令后人知餐服之功。时七月中旬，长安毒热，停尸四日，而体色不变，口无秽气。弘景曰：张华云：服玉用蓝田谷玉白色者，平常服之，则应神仙。有人临死服五斤，死经三年，其色不变。古来发冢见尸如生者，其身腹内外，无不大有金玉。汉制，王公皆用珠襦玉匣，是使不朽故也。炼服之法，水屑随宜。虽曰性平，而服玉者亦多发热，如寒食散状。金玉既天地重宝，不比余石，若未深解节度，勿轻用之。志曰：《抱朴子》云：服金者，寿如金；服玉者，寿如玉。但其道迟成，须服一二百斤，乃可知也。玉可以乌米酒及地榆酒化之为水，亦可以葱浆消之为饴，亦可饵以为丸，亦可烧为粉。服之一年以上，入水不沾，入火不灼，刃之不伤，百毒不死。不可用已成之器，伤人无益，得璞玉乃可用也。赤松子以玄虫血渍玉为水服之，故能乘烟霞上下。玉屑与水服之，俱令人不死。所以不及金者，令人数数发热，似寒食散状也。若服玉屑，宜十日一服雄黄、丹砂各一刀圭，散发洗沐冷水，迎风而行，则不发热也。董君异常以玉醴与盲人服，旬日而目愈也。时珍曰：汉武帝取金茎露和玉屑服，云可长生，即此物也。但玉亦未必能使生者不死，惟使死者不朽尔。养尸招盗，反成暴弃，曷若速朽归虚之为见理哉。

珊瑚

（《唐本草》）

【释名】钵摆娑福罗（《梵书》）。

【集解】恭曰：珊瑚生南海，又从波斯国及师子国来。颂曰：今广州亦有，云生海底作枝柯状，明润如红玉，中多有孔，亦有无孔者，枝柯多者更难得，采无时。谨按《海中经》云：取珊瑚，先作铁网沉水底，珊瑚贯中而生，岁高三二尺，有枝无叶，因绞网出之，皆摧折在网中，故难得完好者。不知今之取者，果尔否？汉积翠池中，有珊瑚高一丈二尺，一本三柯，上有四百六十条，云是南越王赵佗所献，夜有光景。晋石崇家有珊瑚高六七尺。今并不闻有此高大者。宗奭曰：珊瑚有红油色者，细纵文可爱。有如铅丹色者，无纵文，为下品。人药用红油色者。波斯国海中有珊瑚洲，海人乘大舶堕铁网水底取之。珊瑚初生磐石上，白如菌，一岁而黄，二岁变赤，枝干交错，高三四尺。人没水以铁发其根，系网舶上，绞而出之，失时不取则腐蠹。时珍曰：珊瑚生海底，五七株成林，谓之珊瑚林。居水中直而软，见风日则曲而硬，变红色者为上，汉赵佗谓之火树是也。亦有黑色者不佳，碧色者亦良。昔人谓碧者为青琅玕，俱可作珠。许慎《说文》云：珊瑚色赤，或生于海，或生于山。据此说，则生于海者为珊瑚，生于山者为琅玕，尤可征矣。互见琅珊下。

【气味】甘，平，无毒。

【主治】去目中翳，消宿血。为末吹鼻，止鼻衄（《唐本》）。明目镇心，止惊痫（大明）。点眼，去飞丝（时珍）。

【发明】珣曰：珊瑚主治与金相似。宗奭曰：今人用为点眼筋，治目翳。藏器曰：珊瑚刺之汁流如血，以金投之为丸，名金浆；以玉投之，为玉髓。久服长生。

【附方】旧一。小儿麸翳未坚，不可乱药。宜以珊瑚研如粉，日少少点之，三日愈。（钱相公《箧中方》）

马脑

（宋《嘉祐》）

【释名】玛瑙、文石、摩罗迦隶（佛书）。藏器曰：赤烂红色，似马之脑，故名，亦云马脑珠。胡人云是马口吐出者，谬言也。时珍曰：按《增韵》云：玉属也。文理交错，有似马脑，因以名之。《拾遗记》云：是鬼血所化，更谬。

【集解】藏器曰：马脑生西国玉石间，亦美石之类，重宝也。来中国者，皆以为器。又入日本国。用砑木不热者为上，热者非真也。宗奭曰：马脑非玉非石，自是一类，有红、白、黑三种，亦有文如缠丝者。时珍曰：马脑出西南诸国，云得自然灰即软，可刻也。曹昭《格古论》云：西人以小者为玩好之物，大者研为器。云：多出北地、南番、西番，非石非玉，坚而且脆，刀刮不动，其中有人物鸟兽形者最贵。顾荐《负暄录》

云：马脑品类甚多，出产有南北，大者如斗，其质坚硬，碾造费工。南马脑产大食等国，色正红无瑕，可作杯斝；西北者色青黑，宁夏、瓜、沙、羌地砂碛中得者，尤奇。有柏枝马脑，花如柏枝，有夹胎马脑，正莹白，侧视则若凝血，一物二色也；截子马脑，黑白相间；合子马脑，漆黑中有一白线间之；锦江马脑，其色如锦；缠丝马脑，红白如丝，此皆贵品。浆水马脑，有淡水花；酱斑马脑，有紫红花；曲蟮马脑，粉红花，皆价低。又紫云马脑出和州，土马脑出山东沂州，亦有红色云头、缠丝、胡桃花者。又竹叶马脑，出淮右，花纹如竹叶，并可作桌面、屏风。金陵雨花台小马脑，止可充玩耳。试马脑法：以砑木不热者为真。

宝石

（《纲目》）

【主治】辟恶，熨目赤烂（藏器）。主目生障翳，为末日点（时珍）。

【气味】辛，寒，无毒。

【集解】时珍曰：宝石出西番、回鹘地方诸坑井内，云南、辽东亦有之。有红、绿、碧、紫数色。红者，名刺子；碧者，名靛子；翠者，名马价珠；黄者，名木难珠；紫者，名蜡子。又有鸦鹘石、猫精石、石榴子、红扁豆等名色，皆其类也。《山海经》言䘎山多玉，凄水出焉，西注于海，中多采石。采石，即宝石也。以镶首饰器物，大者如指头，小者如豆粒，碧者，唐人谓之瑟瑟。红者，宋人谓之靺鞨。今通呼为宝石。《张勃吴录》云：越嶲、云南河中出碧珠，须祭而取之，有缥碧、绿碧。此即碧色宝石也。皆碾成珠状。

【主治】去翳明目，入点药用之。灰尘入目，以珠拭拂即去（时珍）。

琉璃

（《拾遗》）

【释名】火齐。时珍曰：《汉书》作流离，言其流光陆离也。火齐，与火珠同名。

【集解】藏器曰：《集韵》云：琉璃，火齐珠也。《南州异物志》云：琉璃，木质是石，以自然灰治之可为器，石不得此则不可释。佛经所谓七宝者，琉璃、车渠、马脑、玻璃、真珠是也。时珍曰：按：《魏略》云：大秦国出金银琉璃，有赤、白、黄、黑、青、绿、缥、绀、红、紫十种。此乃自然之物，泽润光采，逾于众玉。今俗所用，皆销治石汁，以众药灌而为之，虚脆不贞。《格古论》云：石琉璃出高丽，刀刮不动，色白，厚半寸许，可点灯，明于牛角者。《异物志》云：南天竺诸国出火齐，状如云母，色如紫金，重沓可开，析之则薄如蝉翼，积之乃如纱縠，亦琉璃、云母之类也。按：此石今人以作灯珠，明莹而坚耐久。苏颂言亦可入药，未见用者。

【主治】身热目赤，以水浸冷熨之（藏器）。

灵砂

（《证类》）

【释名】二气砂。慎微曰：《茅亭客话》载：以灵砂饵胡孙、鹦鹉、鼠、犬等，变其心，辄会人言，丹之通为灵者。时珍曰：此以至阳勾至阴，脱阴反阳，故曰灵砂。

【修治】慎微曰：灵砂：用水银一两，硫黄六铢，细研炒作青砂头，后入水火既济炉，抽之如束针纹者，成就也。时珍曰：按胡演《丹药秘诀》云：升灵砂法：用新锅安逍遥炉上，蜜揩锅底，文火下烧，入硫黄二两熔化，投水银半斤，以铁匙急搅，作青砂头。如有焰起，喷醋解之。待汞不见星，取出细研，盛入水火鼎内，盐泥固济，下以自然火升之，干水十二盏为度，取出如束针纹者，成矣。《庚辛玉册》云：灵砂者，至神之物也。硫汞制而成形，谓之丹基。夺天地造化之功，窃阴阳不测之妙。可以变化五行，炼成九还。其未升鼎者，谓之青金丹头；已升鼎者，乃曰灵砂。灵砂有三：以一伏时周天火而成者，谓之金鼎灵砂；以九度抽添用周天火而成者，谓之九转灵砂；以地数三十日炒炼而成者，谓之医家老火灵砂。并宜桑灰淋醋煮伏过用，乃良。

【气味】甘，温，无毒。

【主治】五脏百病，养神安魂魄，益气明目，通血脉，止烦满，益精神，杀精魅恶鬼气。久服通神明不老，轻身神仙，令人心灵（慎微）。主上盛下虚，痰涎壅盛，头旋吐逆，霍乱反胃，心腹冷痛，升降阴阳，既济水火，调和五脏，辅助元气。

【发明】时珍曰：硫黄，阳精也；水银，阴精也。以之相配，夫妇之道，纯阴纯阳，二体合璧。故能夺造化之妙，而升降阴阳，既济水火，为扶危拯急之神丹，但不可久服尔。苏东坡言：此药治久患反胃，及一切吐逆，小儿惊吐，其效如神，有配合阴阳之妙故也。时珍常以阴阳水送之，尤妙。

【附方】新七。伏热吐泻阴阳丸：用硫黄半两，水银一钱。研黑，姜汁糊丸小豆大。三岁三丸，冷水下。大人三四十丸。（郑氏《小儿方》）诸般吐逆方同上。霍乱吐逆不问虚实冷热。二气散，一名青金丹：用水银、硫黄等分。研不见星。每服一字至半钱，生姜汤调下。（钱氏《小儿方》）脾疼反胃灵砂一两，蚌粉一两（同炒赤），丁香、胡椒各四十九粒。为末，自然姜汁煮，半夏粉糊丸梧子大。每姜汤下二十丸。（《普济方》）冷气心痛灵砂三分，五灵脂一分。为末，稀糊丸麻子大。每服二十丸，食前石菖蒲、生姜汤下。（《直指方》）九窍出血因暴惊而得，其脉虚者。灵砂三十粒，人参汤下，三服愈。此证不可错认作血得热则流，妄用凉药误事。（杨仁斋《直指方》）养正丹又名交泰丹，乃宝林真人谷伯阳方也。却邪辅正，助阳接真。治元气亏虚，阴邪交荡，上盛下虚，气不升降，呼吸不足，头旋气短，心怯惊悸。虚烦狂言，盗汗，腹痛腰痛，反胃吐食，霍乱转筋，咳逆。又治中风涎潮，不省人事，阳气欲脱，四肢厥冷。伤寒阴盛自汗，唇青脉沉。妇人产后月候不匀，带下腹痛。用黑盏一只，入黑铅熔汁，次下水银，次下朱砂末，炒不见星少顷乃下硫黄末，急搅。有焰，酒醋解之。取出研末，糯粉煮糊丸绿豆大。每服二十丸，盐汤下。四味皆等分。此药升降阴阳，既济心肾，神效，不可具述。（《和济局方》）

雄黄

（《本经》中品）

【释名】黄金石（《本经》）。石黄（《唐本》）。熏黄。普曰：雄黄生山之阳，是丹之雄，所以名雄黄也。恭曰：出石门者，名石黄，亦是雄黄，而通名黄金石，石门者为劣尔。恶者，名熏黄，止用熏疮疥，故名之。藏器曰：今人敲取石黄中精明者，为雄黄，外黑者，为熏黄。雄黄烧之不臭，熏黄烧之则臭，以此分别。权曰：雄黄，金之苗也。故南方近金冶处时有之，但不及西来者真好尔。宗奭曰：非金苗也。金窟处无雄黄。时珍曰：雄黄入点化黄金用，故名黄金石，非金苗也。有

【集解】《别录》曰：雄黄生武都山谷、敦煌山之阳，采无时。弘景曰：武都，氐羌也，是为仇池。宕昌亦有之，小劣。敦煌在凉州西数千里，近来纷扰，皆用石门、始兴石黄之好者耳。凉州黄，好者作鸡冠色，不臭而坚实。其黯黑及虚软者，不好也。恭曰：宕昌、武都者为佳，块方数寸，明澈如鸡冠，或以为枕，服之辟恶。其青黑坚者，不入药用。贞观年中，以宕州新出有得方数尺者，但重脆不可全致之耳。禹锡曰：《水经注》云：黄水出零陵县西北，连巫山，溪出雄黄，颇有神异，常以冬月祭祀，凿石深数丈，方采得之，故溪水取名焉。又《抱朴子》云：雄黄当得武都山中出者，纯而无杂，其赤如鸡冠，光明晔晔者，乃可用。其但纯黄似雌黄色无光者，不任作仙药，可合理病药耳。颂曰：今阶州，即古武都山中有之。形块如丹砂，明澈不夹石，其色如鸡冠者真。有青黑色而坚者，名熏黄；有形色似真而气臭者，名臭黄，并不入服食，只可疗疮疥。其臭，以醋洗之便去，足以乱真。又阶州接西戎界，出一种水窟雄黄，生于山岩中有水流处。其石名青烟石、白鲜石。雄黄出其中，其块大者如胡桃，小者如粟豆。上有孔窍，其色深红而微紫，体极轻虚而功用更胜，丹灶家尤贵重之。时珍曰：武都水窟雄黄，北人以充丹砂，但研细色带黄耳。《丹房镜源》云：雄黄千年化为黄金。武都者上，西番次之。铁色者上，鸡冠次之。以沉水银脚铁抹上拭了，旋有黄衣生者为真。一云：验之可以爇虫死者为真，细嚼口中含汤不臭辣者次之。敦曰：凡使，勿用臭黄（气臭），黑鸡黄（色如乌鸡头），夹腻黄（一重黄，一重石），并不堪用。真雄黄，似鹧鸪鸟肝色者，为上。

【修治】敦曰：每雄黄三两，以甘草、紫背天葵、地胆、碧棱花各五两。细锉，东流水入坩锅中，煮三伏时，漉出，捣如粉，水飞澄去黑者，晒干再研用。其内有劫铁石，又号赴矢黄，能劫子铁，并不入药用。

本草纲目 第六卷 金石部

思邈曰：凡服食用武都雄黄，须油煎九日九夜，乃可入药，不尔有毒，慎勿生用。时珍曰：一法：用米醋入萝卜汁，煮干用，良。《抱朴子》曰：饵法：或以蒸煮，或以消石化为水，或以猪脂裹蒸之于赤土下，或以松脂和之，或以三物炼之，引之如布，白如冰。服之令人长生，除百病，杀三虫。伏火者，可点铜成金，变银成金。

【气味】苦，平，寒，有毒。《别录》曰：甘，大温。权曰：辛，有大毒。大明曰：微毒。土宿真君曰：南星、地黄、莴苣、五加皮、紫河车、地榆、五叶藤、黄芩、白芷、当归、地锦、鹅肠草、鸡肠草、苦参、鹅不食草、圆桑、猬脂，皆可制雄黄。

【主治】寒热，鼠瘘恶疮，疽痔死肌，杀精物恶鬼邪气百虫毒，胜五兵。炼食之，轻身神仙（《本经》）。疗疥虫䘌疮，目痛，鼻中瘜肉，及绝筋破骨，百节中大风，积聚癖气，中恶腹痛鬼疰，杀诸蛇虺毒，解藜芦毒，悦泽人面。饵服之者，皆飞入脑中，胜鬼神，延年益寿，保中不饥。得铜可作金（《别录》）。主疥癣风邪，癫痫岚瘴，一切虫兽伤（大明）。搜肝气，泻肝风，消涎积（好古）。治疟疾寒热，伏暑泄痢，酒饮成癖，惊痫，头风眩运，化腹中淤血，杀劳虫疳虫（时珍）。

【发明】权曰：雄黄能杀百毒，辟百邪，杀蛊毒。人佩之，鬼神不敢近；入山林，虎狼伏；涉川水，毒物不敢伤。《抱朴子》曰：带雄黄入山林，即不畏蛇。若蛇中人，以少许傅之，登时愈。吴楚之地，暑湿郁蒸，多毒虫及射工、沙虱之类，但以雄黄、大蒜等分，合捣一丸佩之，或已中者，涂之亦良。宗奭曰：焚之，蛇皆远去。治蛇咬方，见五灵脂下。《唐书》云：甄立言究习方书，为太常丞。有尼年六十余，患心腹鼓胀，身体羸瘦，已二年。立言诊之，曰：腹内有虫，当是误食发而然。令饵雄黄一剂，须臾吐出一蛇，如拇指，无目，烧之犹有发气，乃愈。又《明皇杂录》云：有黄门奉使交广回。太医周顾曰：此人腹中有蛟龙。上惊问黄门有疾否？曰：臣驰马大瘐岭，热困且渴，遂饮涧水，竟腹中坚痞如石。周遂以消石、雄黄煮服之。立吐一物，长数寸，大如指，视之鳞甲皆具。此皆杀虫毒之验也。颂曰：雄黄治疮疡尚矣。《周礼》：疡医疗疡，以五毒攻之。郑康成注云：今医方有五毒之药，作之，合黄堥，置石胆、丹砂、雄黄、矾石、磁石其中，烧之三日三夜，其烟上着，鸡羽扫取以注疮，恶肉破骨则尽出也。《杨亿笔记》载：杨嵎少时，有疡生于颊，连齿辅车，外肿若覆瓯、内溃出脓血，痛楚难忍，百疗弥年不瘥。人令依郑法烧药注之，少顷，朽骨连牙溃出，遂愈，信古方攻病之速也。黄堥音武，即今有盖瓦合也。时珍曰：五毒药，《范汪东阳方》变为飞黄散，治缓疽恶疮，蚀恶肉。其法取瓦盆一个，安雌黄于中，丹砂居南，磁石居北，曾青居东、白石英居西，礜石居上，石膏次之，钟乳居下，雄黄覆之，云母布于下，各二两末。以一盆盖之，羊毛泥固济，作三隅灶，以陈苇烧一日，取其飞黄用之。夫雄黄乃治疮杀毒要药也。而入肝经气分，故肝风肝气、惊痫痰涎、头痛眩运、暑疟泄痢、积聚诸病，用之有殊功。又能化血为水。而方士乃炼治服饵，别作治疗，医家大错。公依方，用雄黄水飞九度，竹筒盛，蒸七次，研末，蒸饼和丸梧子大。每甘草汤下七丸，日三服，果愈。《太平广记》载成都刘无名服雄黄长生之说，方士言尔，不可信。

仙官，延之坐。壁间有药方，其辞云：暑毒在脾，湿气连脚，不泄则痢，不痢则疟。独炼雄黄，蒸饼和药，甘草作汤，服之安乐。别作治疗，医家大错。

神异其说，被其毒者多矣。按洪迈《夷坚志》云：虞雍公允文感暑痢，连月不瘥。忽梦至一处，见一人如

【附方】旧十三，新四十九。卒中邪魔雄黄末，吹鼻中。（《集验方》）鬼击成病血漏腹中烦满欲绝。雄黄粉，酒服一刀圭，日三服，化血为水也。（孙真人《千金方》）辟襄魔魇以雄黄带头上，或以枣许，

系左腋下，终身不魇。（张文仲方）家有邪气用真雄黄三钱。水一碗，以东南桃枝咒洒满屋，则绝迹。勿令妇女见知。（《集简方》）女人病邪女人与邪物交通，独言独笑，悲思恍惚者。雄黄一两，松脂二两，溶化，以虎爪搅之，丸如弹子。夜烧于笼中，令女坐其上，以被蒙之，露头在外，不过三剂自断。仍以雄黄、人参、防风、五味子等分。为末。每旦井水服方寸匕，取愈。（《肘后方》）小丹服法雄黄、柏子仁各二斤，松脂（炼过）十斤。合捣为丸。每旦北向服五丸。百日后，拘魂制魄，与神人交见。（《太上玄变经》）转女为男妇人觉有妊。以雄黄一两，绛囊盛之，养胎转女成男，取阳精之全于地产也。（《千金方》）小儿诸痫雄黄、朱砂等分。为末。每服一钱，猪心血入齑水调下。（《直指方》）骨蒸发热雄黄末一两，入小便一升，研如粉。乃取黄理石一枚（方圆一尺者），炭火烧之三食顷，浓淋汁于石上。置薄毡于上，患人脱衣坐之。衣被围住，勿令泄气，三五度瘥。（《外台秘要》）伤寒咳逆服药无效。雄黄二钱。酒一盏，煎七分，乘热嗅其气，即止。（《活人》方）伤寒狐惑虫蚀下部，痛痒不止。雄黄半两，烧于瓶中，熏其下部。（《圣惠方》）偏头风病发则痛变无常，昏恍沉重，缠结脏腑，上冲心胁，即身中尸鬼接引为害也。用雄黄、细辛等分。为末。每以一字吹嚏鼻，左痛吹嚏右，右痛吹嚏左。（《博济方》）五尸注病发则痛痒不止，腹胁痞块雄黄一两，白矾一两。为末。雄黄、大蒜各一两。杵丸弹子大。每热酒服一丸。（《肘后方》）胁下痃癖及伤面糊调膏摊贴，即见功效。未效，再贴，待大便数百斤之状乃愈，秘方也。（《集玄方》）饮食。煮黄丸：用雄黄一两，巴豆五钱。同研，入白面二两，滴水为丸梧子大。每服二十四丸，浆水煮三十沸，入冷浆水沉冷吞下，以利为度，如神。（《保命集》）饮酒成癖酒症丸：治饮酒过度，头旋恶心呕吐，及酒积停于胃间，遇饮即吐，久而成癖。雄黄（皂角子大）六个，巴豆（连皮油）十五个，蝎梢十五个。同研，入白面五两半，滴水丸豌豆大，将干，入麸内炒香。将一粒放水试之，浮则取起收之。每服二丸，温酒下。（《和剂局方》）发症饮油有饮油五升以来方快者，不尔则病，此是发入于胃，气血裹之，化为虫也。雄黄半两为末，水调服之，虫自出。（夏子益《奇疾方》）症瘕积聚去三尸，益气延年却老。雄黄二两为末，水飞九度，入新竹筒内，以蒸饼一块塞口，蒸七度，用好粉脂一两，和丸绿豆大。每服七丸，酒下，日三服。（《千金方》）小腹痛满不得小便。雄黄末，蜜丸，塞阴孔中。（《伤寒类要》）阴肿如斗痛不可忍。雄黄、矾石各二两，甘草一尺。水五升，煮二升，浸之。（《肘后方》）中饮食毒雄黄、青黛等分。为末。每服二钱，新汲水下。（邓笔峰方）虫毒蛊毒雄黄、生矾等分。端午日研化，蜡丸梧子大。每服七丸，念药王菩萨七遍，熟水下。（苏东坡《良方》）结阴便血雄黄不拘多少，入枣内，线系定，煎汤。用铅一两化汁，倾入汤内同煮，自早至晚，不住添沸汤，取出为末，共枣杵和丸梧子大。每服三十丸，煎黑铅汤空心下，只三服止。（《普济方》）暑毒泄痢方见发明下。中风舌强正舌散：用雄黄、荆芥穗等分。为末。豆淋酒服二钱。（《卫生宝鉴》）破伤中风雄黄、白芷等分。为末。酒煎灌之，即苏。（邵真人《经验方》）风狗咬伤雄黄五钱，麝香二钱。为末。酒下，作二服。（《救急良方》）百虫入耳雄黄烧捻熏之，自出。（《十便良方》）马汗入疮雄黄、白矾各一钱，乌梅三个，巴豆一个。合研。以油调半钱，傅之，良。（《经验方》）蜘蛛伤人雄黄末，傅之。（《朝野佥载》）金疮内漏雄黄半豆大，纳之。仍以小便服五钱，血皆化为水。（《肘后方》）杖疮肿痛雄黄二分，密陀僧一分。研末。水调傅之，极妙。（《外台秘要》）解藜芦毒水服雄黄末一钱。（《外台》）小儿痘疔雄中药箭毒雄黄末傅之，沸汁出愈。黄一钱，紫草三钱。为末。胭脂汁调，先以银簪挑破，搽之，极妙。（《痘疹证治》）白秃头疮雄黄、猪胆汁和，傅之。（《圣济录》）眉毛脱落雄黄末一两，醋和涂之。（《圣济录》）筋肉化虫有虫如蟹走于皮下，作声如小儿啼，为筋肉之化。雄黄、雷丸各一两，为末。掺猪肉上炙熟，吃尽自安。（夏氏《奇疾方》）风痒如虫成炼雄黄、松脂等分。研末，蜜丸梧子大。每饮下十丸，日三服，百日愈。忌酒、肉、盐、豉。（《千金方》）丁疮恶毒《千金方》：刺四边及中心，以雄黄末傅之，神验。广东恶疮雄黄一钱半，杏仁三十粒（去皮），轻粉一钱。为末。洗净，以雄猪胆汁调上，二三日即愈。百发百中，天下第一方，出武定侯府内。（《积德堂方》）蛇缠恶疮雄黄末，醋调傅之。（《普济方》）缠喉风痹雄黄，磨新汲水一盏，服，取吐，下，愈。（《续十全方》）风热痛用雄黄，干姜各等分。为末。鼻，左痛右，右痛左。牙齿虫痛雄黄末，和枣肉丸，塞孔中。（《类要》）走马牙疳臭烂出血。雄黄（豆大）七粒。每粒以淮枣（去核）包之，铁线串，于灯上烧化为末。每以少许掺之，去涎，以愈为度。（《全幼心鉴》）小儿牙疳雄黄一钱，铜绿二钱。为末。贴之。（陈氏《小儿方》）疳虫蚀齿雄黄、葶苈等分。研末。腊猪胆和，以槐枝点之。（《金匮方》）耳出臭脓雄黄、雌黄、硫黄等分。为末，吹之。（《圣济方》）鼻准赤色雄黄、硫黄各五钱，水粉二钱，用头生乳汁调傅，烧烟熏之，热水流出，数次愈。（笔峰《杂兴》）

【附方】 新五。小便不通熏黄末豆许，内孔中，良。（崔氏方）卅年呷嗽熏黄、木香、莨菪子等分。为末。羊脂涂青纸上，以末铺之，竹筒烧烟，吸之。（崔氏方）咳嗽熏法熏黄一两。以蜡纸调卷作筒十枚，

熏黄【主治】恶疮疥癣，杀虫虱，和诸药熏嗽（藏器）

不过三五次愈。（《摄生妙用方》）

烧烟吸烟，取吐止。一日一熏，惟食白粥，七日后以羊肉羹补之。（《千金方》）水肿上气咳嗽腹胀。熏黄一两，款冬花二分，熟艾一分，以蜡纸铺艾、洒二末于上，苇管卷成筒，烧烟吸咽三十口则瘥。三日尽一剂，百日断盐、醋。（《外台秘要》）手足甲疽熏黄、蛇皮等分。为末。以泔洗净，割去甲入肉处，傅之，一顷痛定，神效。（《近效方》）

雌黄

（《本经》中品）

【释名】时珍曰：生山之阴，故曰雌黄。《土宿本草》云：阳石气未足者，为雌；已足者，为雄，相距五百年而结为石。造化有夫妇之道，故曰雌、雄。

【集解】《别录》曰：雌黄，生武都山谷，与雄黄同山生。其阴山有金，金精熏则生雌黄。采无时。

弘景曰：今雌黄出武都仇池者，谓之武都仇池黄，色小赤。出扶南林邑者，谓之昆仑黄，色如金，而似母甲错，画家所重。既有雌雄之名，又同山之阴阳，合药便当以武都为胜。《仙经》无单服法，惟以合丹砂、雄黄飞炼为丹尔。金精是雌黄，铜精是空青，而服空青反胜于雌黄，其义难了。

敩曰：雌黄一块重四两，拆开得千重，软如烂金者，佳；其夹石及黑如铁色者，不可用。时珍曰：按独孤滔《丹房镜源》云：背阴者，雌黄也。淄成者，即黑色轻干，如焦锡块。臭黄作者，硬而无衣。试法：但于甲上磨之，上色者好。又烧熨斗底，以雌划之，如赤黄线一道者好。舶上来如噀血者上，湘南者次之，青者尤佳。叶子者为上，造化黄金非此不成。亦能柔五金，干汞，转硫黄，伏粉霜。又云：雄黄变铁，雌黄变锡。

本草纲目

【修治】敦曰：凡修事，勿令妇人、鸡、犬、新犯淫人、有患人、不男人、非形人、及曾是刑狱臭秽之地；犯之则雌黄黑如铁色，不堪用也，反损人寿。每四两，用天碧枝、和阳草、粟遂子草各五两，入瓷锅中煮三伏时，其色如金汁，一垛在锅底下，用东流水猛投于中，如此淘三度，去水拭干，臼中捣筛，研如尘用。又曰：雌得芹花，立便成庚。芹花，一名立起草，形如芍药，煮雌能住火也。

【气味】辛，平，有毒。《别录》曰：大寒。不入汤用。土宿真君曰：芎藭、地黄、独帚、益母、羊不食草、地榆、五加皮、瓦松、冬瓜汁，皆可制伏。又雌见铅及胡粉则黑。

【主治】恶疮头秃痂疥，杀毒虫虱身痒，邪气诸毒。炼之久服，轻身增年不老（《本经》）。蚀鼻内息肉，下部疮，身面白驳，散皮肤死肌，及恍惚邪气，杀蜂蛇毒。久服令人脑满（《别录》）。治冷痰劳嗽，血气虫积，心腹痛，癫痫，解毒（时珍）。

【发明】保升曰：雌黄法土，故色黄而主脾。时珍曰：雌黄、雄黄同产，但以山阴、山阳受气不同分别。故服食家重雄黄，取其得纯阳之精也；雌黄则兼有阴气故尔。若夫治病，则二黄之功亦仿佛，大要皆取其温中、搜肝、杀虫、解毒祛邪焉尔。

【附方】旧七，新五。反胃吐食雌黄一分，甘草（生）半分。为末，饭丸梧子大。以五叶草、糯米煎汤，每服四丸。（《圣济录》）停痰在胃喘息不通，呼吸欲绝。雌黄一两，雄黄一钱。为末，化蜡丸弹子大。每服一丸，半夜时投热糯米粥中食之。（《济生方》）心痛吐水不下饮食，发止不定。雌黄二两，醋二斤，慢火煎成膏，用干蒸饼和丸梧子大。每服七丸，姜汤下。（《圣惠方》）妇人久冷血气攻心，痛不止。以叶子雌黄二两。细研，醋一升，煎浓，和丸小豆大。每服十五丸，醋汤下。（《圣惠方》）小腹痛满天行病，小腹满，不得小便。雌黄末，蜜丸，纳尿孔中，入半寸。（《肘后方》）癫痫瘈疭眼暗嚼舌。雌黄、黄丹（炒）各一两。为末，入麝香少许，以牛乳汁半升熬成膏，和杵千下，丸麻子大。每温水服三五丸。（《直指方》）肺劳咳嗽雌黄一两。入瓦合内，不固济，坐地上，以灰培之，厚二寸；以炭一斤簇定顶，火煅三分去一，退火出毒，为末，蟾酥和丸粟米大。每日空心杏仁汤下三丸。（《斗门方》）久嗽暴嗽金粟丸：用叶子雌黄一两研。以纸筋泥固济小合子一个，令干，盛药，水调赤石脂封口，更以泥封，待干，架在地上，炭火十斤簇煅。候火消三分之一，去火，候冷取出，当如镜面，光明红色；钵内细研，蒸饼丸粟米大。每服三丸、五丸，甘草水服。服后睡良久。（《胜金方》）肾消尿数干姜半两，以盐四钱（同炒黄成颗），雌黄一两。为末，蒸饼和丸绿豆大。每服十丸至三十丸，空心盐汤下。（《圣济录》）小便不禁颗块雌黄一两半（研），干姜半两，盐四钱（同炒姜色黄）。为末，水和蒸饼丸绿豆大。每服十丸至二十丸，空心盐汤下之。（《圣惠方》）牛皮顽癣雌黄末，入轻粉，和猪膏傅之。（《经验方》）乌癞虫疮雌黄粉，醋和鸡子黄调，涂之。（《直指方》）

石膏
（《本经》中品）

【释名】细理石（《别录》）。寒水石（《纲目》）。震亨曰：火煅细研醋调，封丹灶，其固密甚于脂膏。此盖兼质与能而得名，正与石脂同意。时珍曰：其文理细密，故名细理石。其性大寒如水，故名寒水石，与凝水石同名异物。

本草纲目

第六卷 金石部

【集解】《别录》曰：石膏生齐山山谷及齐卢山、鲁蒙山。采无时。细理白泽者，良；黄者，令人淋。

弘景曰：二郡之山，即青州、徐州也。今出钱塘县，皆在地中，雨后时时自出，取之如棋子，白澈最佳。彭城者亦好。近道多有而大块，用之不及彼也。《仙经》不须此。恭曰：石膏、方解石大体相似，而以未破为异。今市人皆以方解石代石膏，未见有真石膏也。石膏生于石旁，其方解不因石而生，端然独处，大者如升，小者如拳，或在土中，或生溪水，其上皮随土及水苔色，破之方解，大者方尺。今人以此为石膏，用方解石。方解虽白不透明，其性燥，若石膏则出剡州茗山县义情山，其色莹净如水精，性良善也。颂曰：石膏，今汾、孟、虢、耀州、兴元府亦有之。生于山石上，色至莹白，与方解石肌理形段刚柔绝相类。今难得真者。用时，惟以破之皆作方棱者，为方解石。今石膏中时时有莹澈可爱、有纵理而不方解者，或以为石膏；然据《本草》又似长石。或又谓青石间往往有白脉贯彻类肉之膏肪者，为石膏；此又《本草》所谓理石也。不知石膏定是何物？今且依市人用方解石尔。阎孝忠曰：南方以寒水石为石膏，以石膏为寒水石，正与汴京相反，乃大误也。石膏洁白坚硬，有墙壁。寒水石则软烂，以手可碎，外微青黑，中有细文。又一种坚白全类石膏，而敲之成方者，名方解石也。承曰：陶言钱塘山中雨后时自出。今钱塘人凿山取之甚多，捣作齿药货用，浙人呼为寒水石，入药最胜他处者。宗奭曰：石膏纷辩不决，未悉厥理。《本草》只言生齐山、卢山、蒙山，细理白泽者良，即知他处者非石膏也。震亨曰：本草药之命名，多有意义，或以色，或以形，或以气，或以质，或以味，或以能，或以时，是也。石膏固济丹炉，苟非有膏，岂能为用？此盖兼质与能而得名。昔人以方解为石膏，误矣。石膏味甘而辛，本阳明经药，阳明主肌肉，其甘也，能缓脾益气，止渴去火，其辛也，能解肌出汗，上行至头，又入太阴、少阳。彼方解石，止有体重、质坚、性寒而已，求其有膏而可为三经之主治者，焉在哉？时珍曰：石膏有软、硬二种。软石膏，大块生于石中，作层如压扁米糕形，每层厚数寸。有红、白二色，红者不可服，白者洁净，细文短密如束针，正如凝成白蜡状，松软易碎，烧之即白烂如粉。其中明洁，色带微青，而文长细如白丝者，名理石也。与软石膏乃一物二种，碎之则形色如一，不可辨矣。硬石膏，作块而生，直理起棱，如马齿坚白，击之则段段横解，光亮如云母、白石英，有墙壁，烧之亦易散，仍硬不作粉。其似硬石膏成块，击之块块方解，墙壁光明者，名方解石也。烧之则姹散亦不烂。与硬石膏乃一类二种，碎之则形色如一，不可辨矣。自陶弘景、苏恭、大明、雷敩、苏颂、阎孝忠皆以硬者为石膏，软者为寒水石；至朱震亨始断然以软者为石膏，而后人遵用有验，千古之惑始明矣。盖昔人所谓寒水石者，即软石膏也；所谓硬石膏者，乃长石也。石膏、理石、长石、方解石四种，性气皆寒，俱能去大热结气，但石膏又能解肌发汗为异尔。理石即石膏之类，长石即方解之类，俱可代用，各从其类也。今人以石膏收豆腐，乃昔人所不知。

【修治】敦曰：凡使，石臼中捣成粉，罗过，生甘草水飞过，澄晒筛研用。时珍曰：古法惟打碎如豆大，绢包入汤煮之。近人因其性寒，火煅过用，或糖拌炒过，则不妨脾胃。

【气味】辛，微寒，无毒。《别录》曰：甘，大寒。好古曰：入足阳明、手太阴、少阳经气分。之才曰：鸡子为之使。恶莽草、巴豆、马目毒公。畏铁。

【主治】中风寒热，心下逆气惊喘，口干舌焦，不能息，腹中坚痛，除邪鬼，产乳金疮（《本经》）。除时气头痛身热，三焦大热，皮肤热，肠胃中结气，解肌发汗，止消渴烦逆，腹胀暴气，喘息咽热，亦可

本草纲目

作浴汤（《别录》）。治伤寒头痛如裂，壮热皮如火燥。和葱煎茶，去头痛（甄权）。治天行热狂，头风旋，下乳，揩齿益齿（大明）。除胃热肺热，散阴邪，缓脾益气（李杲）。止阳明经头痛，发热恶寒，日晡潮热，大渴引饮，中暑潮热，牙痛（元素）。

【发明】成无己曰：风，阳邪也；寒，阴邪也。风喜伤阳，寒喜伤阴。营卫阴阳，为风寒所伤，则非轻剂所能独散，必须轻重之剂同散之，乃得阴阳之邪俱去，营卫之气俱和。是以大青龙汤，以石膏为使。石膏乃重剂，而又专达肌表也。又云：热淫所胜，佐以苦甘。知母、石膏之苦甘以散热。元素曰：石膏性寒，味辛而淡，气味俱薄，体重而沉，降也，阴也，乃阳明经大寒之药。善治本经头痛牙痛，止消渴中暑潮热。然能寒胃，令人不食，非腹有极热者，不宜轻用。又阳明经中热，发热恶寒燥热，日晡潮热，肌肉壮热，小便浊赤，大渴引饮，自汗，苦头痛之药，仲景用白虎汤是也。若无以上诸症，勿服之。多有血虚发热，象白虎证，及脾胃虚劳，形体病证，初得之时，与此证同。医者不识而误用之，不可胜救也。杲曰：石膏，足阳明药也。故仲景治伤寒阳明证，身热、目痛、鼻干、不得卧、胸前，肺之室也；邪在阳明，肺受火制，故用辛寒以清肺气，所以有白虎之名。又治三焦皮肤大热，入手少阳也。凡病脉数不退者，宜用之；胃弱者，不可用。宗奭曰：孙兆言：四月以后天气热时，宜用白虎。但四方气候不齐，岁中运气不一，亦宜两审。其说甚确。时珍曰：东垣李氏云：立夏前多服白虎汤者，令人小便不禁，此乃降令太过也。阳明津液不能上输于肺，肺之清气亦复下降故尔。初虞世《古今录验方》：治诸蒸病有五蒸汤，亦是白虎加人参、茯苓、地黄、葛根，因病加减。王焘《外台秘要》：治骨蒸劳热久嗽，用石膏（文如束针者）一斤，粉甘草一两。细研如面，日以水调三四服。言其无毒有大益，乃养命上药，不可忽其贱而疑其寒。《名医录》言：睦州杨士丞女，病骨蒸内热外寒，众医不瘥，处州吴医用此方而体遂凉。愚谓此皆少壮肺胃火盛，能食而病者言也。若衰暮及气虚、血虚、胃弱者，恐非所宜。广济林训导年五十，病痰嗽发热。或令单服石膏，药至一斤许，遂不能食，而咳益频，病益甚，遂至不起。此盖用药者之瞽也，石膏何与焉。杨士瀛云：石膏煅过，最能收疮晕，不至烂肌。按：刘跂《钱乙传》云：宗室子病呕泄，医用温药加喘。乙曰：病本中热。奈何以刚剂燥之，将不得前后溲，宜与石膏汤。宗室与医皆不信。后二日果来召。乙曰：仍石膏汤证也。竟如言而愈。又按：古方所用寒水石，是凝水石，唐宋以来诸方所用寒水石，即今之石膏也。故寒水石诸方多附于后。近人又以长石、方解石为寒水石，不可不辨之。

【附方】旧四，新二十五。伤寒发狂逾垣上屋。寒水石二钱，黄连一钱。为末。煎甘草冷服，名鹊石散。（《本事方》）风热心躁口干狂言，浑身壮热。寒水石半斤，烧半日。净地坑内盆合，宿取出。入甘草末、天竺黄各二两，龙脑二分，糯米糕丸弹子大。蜜水磨下。（《圣济录》）男女阴毒寒水石不拘多少，为末，用两馏饭捣丸栗子大，日干。每用一丸，炭火煅红烧研，以滚酒调服，饮葱醋汤投之，得汗愈。（蔡氏《经验必用方》）小儿丹毒寒水石末一两，和水涂之。（《集玄方》）小儿身热石膏一两，青黛一钱。为末，糕糊丸龙眼大。每服一丸，灯心汤化下。（《普济方》）骨蒸劳病外寒内热，附骨而蒸也。其根在五脏六腑之中，必因患后得之。骨肉日消，饮食无味，或皮燥而无光。蒸盛之时，四肢渐细，足跗肿起。石膏十两，研如面，水和服方寸匕，日再，以身凉为度。（《外台秘要》）热盛喘嗽石膏二两，甘草（炙）半两。为末。每服三钱，生姜、蜜调下。（《普济方》）痰热喘嗽痰涌如泉。石膏、寒水石各五钱。为末。每人参汤服。

本草纲目

三钱。（《保命集》）食积痰火泻肺火、胃火。白石膏（火煅，出火毒）半斤。为末，醋糊丸梧子大。每服四五十丸，白汤下。（丹溪方）。胃火牙疼好软石膏一两（火煅），淡酒淬过，为末），入防风、荆芥、细辛、白芷五分。为末。日用揩牙，甚效。（《保寿堂方》）老人风热内热，目赤头痛。石膏三两，竹叶五十片，沙糖一两，粳米三合。水三大盏，煎石膏、竹叶，去滓，取二盏煮粥，入糖食。（《养老方》）风邪眼寒乃风入头系，败血凝滞，不能上下流通，故风寒客之而眼寒也。石膏（煅）二两，川芎二两，甘草（炙）半两。为末。每服一钱，葱白、茶汤调下，日二服。（《宣明方》）头风涕泪疼痛不已。方同上。鼻衄头痛心烦。石膏、牡蛎一两。为末。每新汲水服二钱，并滴鼻内。（《普济方》）筋骨疼痛因风热者。石膏三钱，飞罗面七钱。为末，水和煅红，冷定。滚酒化服，被盖取汗。连服三日，即除根。（笔峰《杂兴》）雀目夜昏百治不效。石膏末，每服一钱，猪肝一片薄批，掺药在上缠定，沙瓶煮熟，切食之，一日一服。（《明目方》）湿温多汗妄言烦渴。石膏、炙甘草等分。为末。每服二钱匕，浆水调下。（庞安时《伤寒论》）小便卒数非淋，令人瘦。石膏半斤捣碎，水一斗，煮五升，每服五合。（《肘后方》）小儿吐泻黄色者，伤热也。玉露散：用石膏、寒水石各五钱，生甘草二钱半。为末。滚汤调服一钱。（钱乙小儿方）水泻腹鸣如雷，有火者。石膏火煅，仓米饭和丸梧子大，黄丹为衣。米饮下二十丸。不二服，效。（李楼《奇方》）乳汁不下石膏三两，水二升，煮三沸。三日饮尽，妙。（《子母秘录》）妇人乳痈一醉膏：用石膏煅红，出火毒，研。每服三钱，温酒下，添酒尽醉。睡觉，再进一服。（陈日华《经验方》）油伤火灼痛不可忍。石膏末傅之，良。（《梅师方》）金疮出血寒水石、沥青等分。为末。干掺，勿经水。（《积德堂方》）刀疮伤湿溃烂不生肌。寒水石（煅）一两，黄丹二钱。为末。洗敷。甚者，加龙骨一钱，孩儿茶一钱。（《积德堂方》）疮口不敛生肌肉，止疼痛，去恶水。寒水石（烧赤，研）二两，黄丹半两，为末，掺之。名红玉散。（《和剂局方》）口疮咽痛上膈有热。寒水石（煅）三两，朱砂三钱半，脑子半字。为末，掺之。（《三因方》）

【附录】玉火石颂曰：密州九仙山东南隅地中，出一种石，青白而脆，击之内有火，谓之玉火石。彼医用之。其味甘、微辛，温。疗伤寒发汗，止头目昏眩痛，功与石膏等，土人以当石膏用之。龙石膏《别录》曰：有名未用，无毒，主消渴益寿。生杜陵，如铁脂中黄。

井泉石

（宋《嘉祐》）

【释名】时珍曰：性寒如井泉，故名。

【集解】禹锡曰：井泉石，近道处处有之，以出饶阳郡者为胜。生田野中间，穿地深丈余得之。形如土色，圆方长短大小不等，内实而外圆，重重相叠，采无时。又一种如姜石者，时人多指为井泉石，非是。颂曰：深州城西二十里，剧家村出之。

【修治】禹锡曰：凡用，细研水飞过。不尔，令人淋。

【气味】甘，大寒，无毒。

【主治】诸热，解心脏热结，热嗽，小儿热疳，雀目青盲，眼赤肿痛，消肿毒。得决明、菊花，疗小儿眼疳生翳膜。得大黄、栀子，治眼睑肿赤（《嘉祐》）。

本草纲目

【附方】新四。膀胱热闭小便不快。井泉石、海金沙、车前子、滑石各一两。为末。每服二钱，蜜汤下。（《圣济录》）风毒赤目井泉石半两，井中苔（焙）、谷精草一两，豉（焙）一合。为末。每服二钱，空心井华水服。（《圣济录》）产后搦搦俗名鸡爪风。舒筋散：用井泉石四两（另研），天麻（酒浸）、木香各一两，人参、川芎、官桂、丁香各半两。为末。每服三钱，大豆淋酒调下，出汗即愈。（《宣明方》）痓痹瘙痒井泉石（生）三两，寒水石（煅）四两，脑子半钱。为末扑之。（《圣济录》）

石髓

（《拾遗》）

【集解】藏器曰：石髓，生临海华盖山石窟。土人采取澄淘如泥，作丸如弹子，有白有黄弥佳。时珍曰：按《列仙传》言：邛疏煮石髓服，即钟乳也。《仙经》云：神山五百年一开，石髓出，服之长生。王列入山见石裂，得髓食之，因撮少许与嵇康，化为青石。《北史》云：龟兹国北大山中，有如膏者，流出成川，行数里入地，状如醍醐，服之齿发更生，病人服之皆愈。《方镇编年录》云：高展为并州判官，一日见砌间沫出，以手撮涂老吏面，皱皮顿改，如少年色。展以为神药，问承天道士。道士曰：此名地脂，食之不死。乃发砌，无所见。此数说皆近石髓也。

【气味】甘，温，无毒。

【主治】寒热，羸瘦无颜色，积聚，心腹胀满，食饮不消，皮肤枯槁，小便数疾，癖块，腹内肠鸣，下痢，腰脚疼冷，性壅，宜寒瘦人（藏器）。

石灰

（《本经》中品）

【释名】石垩（弘景）。垩灰（《本经》）。希灰（《别录》）。锻石（《日华》）。白虎（《纲目》）。矿灰（《纲目》）。

【集解】《别录》曰：石灰生中山川谷。弘景曰：近山生石，青白色，作灶烧竟，以水沃之，即热蒸而解。俗名石垩。颂曰：所在近山处皆有之，烧青石为灰也。又名石锻。有风化、水化二种：风化者，取锻了石置风中自解，此为有力；水化者，以水沃之，热蒸而解，其力差劣。时珍曰：今人作窑烧之，一层柴或煤炭一层在下，上累青石，自下发火，层层自焚而散。入药惟用风化、不夹石者良。

【气味】辛，温，有毒。大明曰：甘，无毒。独孤滔曰：伏雄黄、硫黄、硇砂，去锡晕。

【主治】疽疡疥瘙，热气，恶疮癞疾，死肌堕眉，杀痔虫，去黑子息肉（《本经》）。疗髓骨疽（《别录》）。治痸疡，蚀恶肉，止金疮血，甚良（甄权）。生肌长肉，吐血，白癜疬疡，瘢疵痔瘘，瘿赘疣子，散血定痛，止水泻血痢，白带白淫，产后阴不能合。解酒酸，治酒毒，暖水脏，治气，堕胎（保升）。妇人粉刺，收脱肛阴挺，消积聚结核，贴口喝，黑须发（时珍）。

【发明】弘景曰：石灰性至烈，人以度酒饮之，则腹痛下利。古今多以构冢，用捍水而辟虫。故古家中水洗诸疮，皆即瘥。恭曰：《别录》及今人用疗金疮，止血大效。若五月五日采繁缕、葛叶、鹿活草、槲叶、芍药、地黄叶、苍耳叶、青蒿叶，合石灰捣为团如鸡卵，暴干末，以疗疮生肌大妙，神验。权曰：止金疮血，和鸡子白、败船茹甚良。不入汤饮。颂曰：古方多用合百草团末，治金疮殊胜。今医家或以腊月黄牛胆汁搜和，纳入胆中风干，研用，更胜草药者。古方以诸草杂石灰熬煎，点疣痣黑子。丹灶家亦用之。时珍曰：石灰，止血神品也。但不可着水，着水即烂肉。

【附方】旧十四，新三十二。人落水死裹石灰纳下部中，水出尽即活。（《千金方》）痰癖气绝心头尚温者。千年石灰一合。水一盏，煎滚去清水，再用一盏煎极滚，澄清灌之。少顷痰下自愈。（《集玄方》）中风口新石灰醋炒，调如泥，涂之。左涂右，右涂左，立便牵正。（寇氏《衍义》）风牙肿痛二年石灰、细辛等分。研，擦即止。（《普济方》）虫牙作痛矿灰，沙糖和，塞孔中。（《普济方》）风虫牙痛百年陈石灰（为末）四两，蜂蜜三两。拌匀，盐泥固济，火煅一日，研末。擦牙神效。名神仙失笑散。（张三丰方）干霍乱病千年石灰，砂糖水调服二钱，或淡醋汤可。名落盏汤。（《摘玄方》）偏坠气痛陈石灰（炒）、五倍子、山栀子等分。为末。面和醋调，敷之，一夜即消。（《医方摘要》）妇人血气方见兽部猪血下。产后血渴不烦者。新石灰一两，黄丹半钱。渴时浆水调服一钱。名桃花散。（张洁古《活法机要》）白带白淫风化石灰一两，白茯苓三两。为末。糊丸梧子大。每服二三十丸，空心米饮下，绝妙。（《集玄方》）水泻不止方同上。酒积下痢。水和作团，黄泥包，煅一日夜，去泥为末，醋糊丸梧子大。每服三十丸，姜汤空心下。（《摘玄方》）血痢十年石灰三升熬黄，水一斗投之，澄清。一服一升，日三服。（崔知悌方）虚冷脱肛石灰烧热，故帛裹坐，冷即易之。（《圣惠方》）产门不闭产后阴道不闭，或阴脱出石灰一斗熬黄，以水二斗投之，澄清，熏。（《肘后方》）产门不闭产后阴道不闭，或阴脱出。用铜钱磨利割开，以陈石灰傅之，即愈。（《通变方》）腹胁积块风化石灰半斤，瓦器炒极热，入大黄末一两，炒红取起，入桂末半两，略烧，入米醋和成膏，摊绢上贴之。内服消块药，甚效。（《丹溪心法》）疟疾寒热一日一发或二三发，或三日一发。古城石灰二钱，头垢、五灵脂各一钱。研末，饭丸皂子大。每服一丸，五更无根水下，即止。（《集玄方》）老小暴嗽石灰一两，蛤粉四钱。为末，蒸饼丸豌豆大，焙干。每服三十丸，温齑汁下。（《普济方》）卒暴吐血石灰于刀头上烧研，井水下二钱。（《普济方》）发落不止乃肺有劳热，瘙痒。用石灰三升，水拌炒焦，酒三斗浸之。每服三合，常令酒气相接，则新发更生，神验。（《千金方》）染发乌须矿灰一两，水化开，七日，用铅粉一两研匀，好醋调搽，油纸包一夜。先以皂角水洗净乃用。（《集玄方》）身面疣目苦酒浸石灰六七日，取汁频滴之，自落。（《千金方》）面靥疣痣水调矿灰一盏，好糯米全者，半插灰中，半在灰外，经宿米色变如水精。先以针微拨动，点少许于上，经半日汁出，剔去药，不得着水，二日而愈也。（《集玄方》）疣痣留赘石灰一两，用桑灰淋汁熬成膏。刺破点之。（《普济方》）疔疮恶肿石灰、半夏等分。为末，傅之。（《普济方》）脑上痈疖石灰入饭内捣烂，合之。（李楼《奇方》）痰核红肿寒热，状如瘰疬。荞麦秸灰半斤。淋汁煎成霜，密封。每以针画破涂之，自腐。（《活人心统》）疟腮肿痛醋调石灰，傅之。（《简便方》）石灰火煅为末，以白果肉同捣，贴之。蜜调亦可。（《活法机要》）瘘疮不合古冢中石灰，厚傅之。（《千金方》）痔疮有虫古石灰、川乌头（炮）等分。为末，烧饭丸梧子大。每服二三十丸，白服下。（《活法机要》）疥疮有虫石灰淋汁，洗之数次。（孙真人方）血风湿疮千年陈石灰，研搽，痛即止，疮即愈，神效。（蔺氏方）火焰丹毒醋和石灰，涂之，或同青靛涂。（《摘玄方》）夏月痱疱石灰（煅）一两，蛤粉二两。研，扑之。（《肘后方》）汤火伤灼年久石灰，傅之。或加油调。（《集玄方》）元希声侍郎秘方也。灰涂之，随手灭。（《外台秘要》）杖疮肿痛新石灰。麻油调搽，甚妙。（《集简方》）刀刃金疮石灰裹之，定痛止血，又速愈。疮深不宜速合者，入少滑石傅之。（《肘后方》）误吞金银或钱，在腹内不下。石灰、硫黄一皂子大。同研为末。酒调服之。（孙用和《秘宝方》）马汗入疮石灰傅之。（《摘玄方》）蝼蛄咬人醋和石灰涂之。（《圣惠方》）蚯蚓咬人其毒如大风，眉须皆落。以石灰水浸之，良。（《经验方》）

古墓中石灰名地龙骨。

【主治】顽疮瘘疮，脓水淋漓，敛诸疮口。棺下者尤佳（时珍）。

舱船油石灰，名水龙骨。

【主治】金疮跌扑伤损，破皮出血，及诸疮瘘，止血杀虫（时珍）。

【附方】新三。软疖不愈烂船底油石灰，研末。油调傅之。（胡氏方）下体癣疮舱船灰、牛粪，烧烟熏之，一日一次，即安。（《医方摘玄》）血风臁疮船上旧油灰，将泥作釜，火煅过研末，入轻粉少许，苦茶洗净，傅之。忌食发物。（邵真人《经验方》）

石面

（《纲目》）

【集解】时珍曰：石面不常生，亦瑞物也。或曰：饥荒则生之。唐玄宗天宝三载，武威番禾县醴泉涌出，石化为面，贫民取食之。宪宗元和四年，山西云、蔚、代三州山谷间，石化为面，人取食之。宋真宗祥符五年四月，慈州民饥，乡宁县山生石脂如面，可作饼饵。仁宗嘉祐七年三月，彭城地生面；五月，钟离县

卤碱

（《本经》下品）

【释名】卤盐、寒石（《吴普》）。石碱（《补遗》）。时珍曰：碱音有二：音咸者，润下之味；音减者，盐土之名，后人作硷，作鹻，是矣。许慎《说文》云：卤，西方碱地也。故字从西省文，象盐形。东方谓之斥，西方谓之卤，河东谓之碱。《传》云：兑为泽，其于地也为刚卤，亦西方之义。

【集解】《别录》曰：卤碱生河东池泽。弘景曰：今俗不复见卤碱，疑是黑盐。又云：是煎盐釜下凝滓。二说未详。恭曰：卤碱生河东，河东盐不釜煎，明非凝滓。又疑是黑盐，皆不然此是硷土也，今人熟皮用之，于硷地掘取。颂曰：并州人刮碱煎炼，不甚佳，即卤碱也。机曰：卤碱，即卤水也。时珍曰：《说文》既言卤碱皆斥地之名，则谓凝滓及卤水之说皆非矣。卤盐与卤碱不同。山西诸州平野，及太谷、榆次高亢处，秋间皆生卤，望之如水，近之如积雪。土人刮而熬之为盐，微有苍黄色者，即盐也。《尔雅》所谓天生曰卤、人生曰盐者，是矣。凡盐未经滴去苦水，则不堪食，苦水即卤水也。卤水之下，澄盐凝结如石者，即卤硷也。丹溪所谓石硷者，乃灰硷也，见土类。《吴普本草》谓卤硷一名卤盐者，指卤水之盐，非卤地之盐也，不妨同名。

地生面。哲宗元丰三年五月，青州临朐、益都石皆化面，人取食之。搜集于此，以备食者考求云。

【气味】甘，平，无毒。

【主治】益气调中，食之止饥（时珍）。

【气味】苦，寒，无毒。《别录》曰：苦、咸，寒。独孤滔曰：卤盐制四黄，作焊药，同硇砂罨铁，一时即软。

【主治】大热消渴狂烦，除邪，及下蛊毒，柔肌肤（《本经》）。去五脏肠胃留热结气，心下坚，食已呕逆喘满，明目目痛（《别录》）。

【附方】新二。风热赤眼虚肿涩痛。卤碱一升，青梅二十七个，古钱二十一文。新瓶盛，密封，汤中煮一炊时。三日后取点，日三五度。（《圣惠方》）齿腐龈烂不拘大人小儿。用上好碱土，热汤淋取汁，石器熬干刮下，入麝香少许研，掺之。（《宣明方》）

玄精石

（宋《开宝》）

【释名】太乙玄精石、阴精石（《纲目》）。玄英石。时珍曰：此石，乃碱卤至阴之精凝结而成，故有诸名。

【集解】颂曰：玄精石出解州解池，及通、泰州积盐仓中亦有之。其色青白龟背者佳，采无时。又解池有盐精石，味更咸苦，亦玄精之类也。恭曰：近地亦有之，色亦青白，片大不佳。时珍曰：玄精，是碱卤津液流渗入土，年久结成石片，片状如龟背之形。蒲、解出者，其色青白通彻。蜀中赤盐之液所结者，色稍红光。沈存中《笔谈》云：太阴玄精生解州盐泽之卤，沟渠土内得之。大者如杏叶，小者如鱼鳞，悉皆尖角，端正似刻，正如龟甲状。其裙褊小椭，其前则下剡，其后则上剡，正如穿山甲相掩之处，全是龟甲，更无异也。色绿而莹彻，叩之则直理而坼，莹如明鉴，拆处亦六角，如柳叶大。烧过则悉解坼，薄如柳叶，片片相离，白如霜雪，平洁可爱。此乃禀积阴之气凝结，故皆六角。今天下所用玄精，用绛州山中所出绛石，非玄精也。

【气味】咸，温，无毒。时珍曰：甘、咸，寒。独孤滔曰：制硫黄、丹砂。

【主治】除风冷邪气湿痹，益精气，妇人痼冷漏下，心腹积聚冷气，止头痛，解肌（《开宝》）。主阴证伤寒，指甲面色青黑，心下胀满结硬，烦渴，虚汗不止，或时狂言，四肢逆冷，咽喉不利肿痛，脉沉细而疾，宜佐他药服之。又合他药，涂大风疮（宗奭）。

【发明】颂曰：古方不见用，近世补药及伤寒多用之。其著者，治伤寒正阳丹出汗也。时珍曰：玄精石禀太阴之精，与盐同性，其气寒而不温，其味甘咸而降，同硫黄、消石治中盛下虚，救阴助阳，有扶危拯逆之功。故铁瓮申先生来复丹用之，正取其寒，以配消、硫之热也。《开宝本草》言其性温，误矣。

【附方】旧一，新八。正阳丹治伤寒三日，头痛壮热，四肢不利。太阴玄精石、消石、硫黄各二两，硇砂一两。细研，入瓷瓶固济。以火半斤，周一寸燣之，约近半日，候药青紫色，住火。待冷取出，用腊月雪水拌匀，入罐子中，屋后北阴下阴干。又入地埋二七日，取出细研，面糊和丸鸡头子大。先用热水浴后，以艾汤研下一丸。以衣盖汗出为瘥。（《图经本草》）小儿风热挟风蕴热，体热。太阴玄精石一两，石膏七钱半，龙脑半两，为末。每服半钱，新汲水下。（《普济方》）肺热咳嗽方见不灰木下。冷热霍乱分利阴阳。玄精石、半夏各一两，硫黄三钱。为末，面糊丸梧子大。每米饮服三十丸。（《指南方》）头风脑痛玄精石末，入羊胆中阴干。水调一字，吹鼻中，立止。（《千金方》）目赤涩痛玄精石半两，黄檗（炙一两。为末。点之，良。(《普济方》)赤目失明内外障翳。太阴玄精石（阴阳火煅）、石决明各一两，蕤仁、黄连各二两，羊子肝七个（竹刀切晒）。为末，粟米饭丸梧子大。每卧时茶服二十九。服至七日，烙顶心以助药力，一月见效。宋丞相言：黄典史病此，梦神传此方，愈。(《朱氏集验方》)目生赤脉玄精石一两，甘草半两。为末。每服一钱，小儿半钱，竹叶煎汤调下。(《总微论》)重舌涎出水浆不入。太阴玄精石二两，牛黄、朱砂、龙脑各一分。为末。以铍针舌上去血，盐汤漱口，掺末咽津，神效。(《圣惠方》)

蓬砂

（《日华》）

【释名】鹏砂(《日华》)。盆砂。时珍曰：名义未解。一作硼砂。或云：炼出盆中结成，为之盆砂，如盆消之义也。

【集解】颂曰：硼砂出南海，其状甚光莹，亦有极大块者。诸方稀用，可焊金银。宗奭曰：南番者，色重褐，其味和，入药其效速；西戎者，其色白，其味焦，入药其功缓。时珍曰：硼砂生西南番，有黄、白二种。西者白如明矾，南者黄如桃胶，皆是炼结成，如硇砂之类。西者柔物去垢，杀五金，与消石同功。

【气味】苦、辛，暖，无毒。颂曰：温、平。时珍曰：甘、微咸，凉，无毒。独孤滔曰：制汞，哑铜，与砒石相得也。

结砂子。土宿真君曰：知母、鹅不食草、芸薹、紫苏、甑带、何首乌，皆能伏硼砂。同砒石煅过，有变化。

【主治】消痰止嗽，破癥结喉痹（大明）。上焦痰热，生津液，去口气，消障翳，除噎膈反胃，积块结淤肉，阴骨哽，恶疮及口齿诸病（时珍）。

【发明】颂曰：今医家用硼砂治咽喉，最为要切。宗奭曰：含化咽津，治喉中肿痛，膈上痰热。初觉便治，不能成喉痹，亦缓取效可也。时珍曰：硼砂，味甘微咸而气凉，色白而质轻，故能去胸膈上焦之热。其性能柔五金而去垢腻，故治噎膈积聚、骨哽结核、恶肉阴癀用之者，取其柔物也；治痰热、眼目障翳用之者，取其去垢也。洪迈《夷坚志》云：鄱阳汪友良，因食误吞一骨，哽于咽中，百计不下。恍惚梦一朱衣人曰：惟南蓬砂最妙。遂取一块含化咽汁，脱然而失。此软坚之征也。《日华》言其苦辛暖，误矣。

【附方】新十四。

鼻血不止 硼砂一钱，水服立止。集简方。

劳瘵有虫 硼砂、硇砂、兔屎等分。为末，蜜丸梧子大。每服七丸，生甘草一分，新水一钟，揉汁送下。自朔至望，五更时，令病人勿言，服之。乾坤秘韫。

木舌肿强 硼砂末，生姜片蘸揩，少时即消。普济方。

咽喉谷贼肿痛 蓬砂、牙消等分。为末。蜜和半钱，含咽。直指方。

咽喉肿痛破棺丹：用蓬砂、白梅等分。捣丸芡子大。每噙化一丸。经验方。喉痹牙疳盆砂末，吹，并擦之。集简方。

骨哽在咽 方见发明。

小儿阴癀肿大不消 硼砂一分。水研涂之，大有效。

集玄方。饮食毒物 硼砂四两，甘草四两，真香油一斤。瓶内浸之，遇有毒者，服油一小盏。久浸尤佳。瑞竹堂经验方。一切恶疮方同上。弩肉淤突 南鹏砂（黄色者）一钱，片脑少许。研末。灯草蘸点之。直指方。

【附录】特蓬杀（《拾遗》）藏器曰：味苦，寒，无毒。主折伤内损瘀血烦闷欲死者，酒消服之。南人毒箭中人，及深山大蝮伤人，速将病者顶上十字劈之，出血水，药末傅之，并傅伤处，当上下出黄水数升，则闷解。俚人重之，以竹筒盛，带于腰，以防毒箭；亦主恶疮、热毒痈肿、赤白游风、瘘蚀等疮，并水和傅之。出贺州山内石上，似碎石、硇砂之类。

绿矾

（《日华》）

【释名】皂矾（《纲目》）。青矾，煅赤者名绛矾（《唐本》）。矾红。时珍曰：绿矾可以染皂色，故谓之皂矾。又黑矾亦名皂矾，不堪服食。惟疮家用之。煅赤者，俗名矾红，以别朱红。

【集解】颂曰：绿矾，出隰州温泉县、池州铜陵县，并煎矾处生焉。初生皆石也，煎炼乃成。其形似朴消而绿色，取置铁板上，聚炭烧之，矾沸流出，色赤如金汁者，是真也。沸定时，汁尽，则色如黄丹。又有皂荚矾，或云即绿矾也。恭曰：绿矾新出窟未见风者，正如琉璃色，人以为石胆。烧之赤色，故名绛矾。出瓜州者良。时珍曰：绿矾晋地、河内、西安、沙州皆出之，状如焰消。其中拣出深青莹净者，即为青矾；煅过变赤，则为绛矾。入圬墁及漆匠家多用之，然货者亦杂以沙土为块。昔人往往以青矾为石胆，误矣。

【气味】酸、凉，无毒。

【主治】疳及诸疮（苏恭）。喉痹虫牙口疮，恶疮疥癣。酿鲫鱼烧灰服，疗肠风泻血（大明）。消积滞，燥脾湿，化痰涎，除胀满黄肿疟利，风眼口齿诸病（时珍）。

【发明】时珍曰：绿矾酸涌涩收，燥湿解毒化涎之功与白矾同，而力差缓。按《张三丰仙传方》载伐木丸云：此方乃上清金蓬头祖师所传。治脾土衰弱，肝木气盛，木来克土，病心腹中满，或黄肿如土色，服此能助土益元。用苍术二斤（米泔水浸二宿，同黄酒面曲四两炒赤色），皂矾一斤（醋拌晒干，入瓶火煅）为末，醋糊丸梧子大。每服三四十丸，好酒、米汤任下，日二三服。时珍常以此方加平胃散，治一贱役中满腹胀，果有效验。盖此矾色绿味酸，烧之则赤，既能入血分伐木，又能燥湿化涎，利小便，消食积，故胀满黄肿、疟痢疳疾方往往用之，其源则自张仲景用矾石、消石治女劳黄疸方中变化而来。颂曰：刘禹锡《传信方》治喉痹，用皂荚矾，入好米醋同研含之，咽汁立瘥。此方出于李谟，甚奇妙。皂荚矾，即绿矾也。

【附方】旧一，新三十四。重舌木舌皂矾二钱。铁上烧红，研，掺之。（陆氏《积德堂方》）喉风肿闭皂矾一斤，米醋三斤。拌，晒干末。吹之。痰涎出尽，用良姜末少许，入茶内漱口，咽之即愈。（孙氏《集效方》）眼暴赤烂红枣五个，入绿矾在内，火煨熟，以河水、井水各一碗，桃、柳心各七个，煎稠。每点少许入眦上。（《摘玄方》）烂弦风眼青矾火煅出毒，细研。泡汤澄清，点洗。（《永类方》）倒睫拳毛方同上。疟疾寒热矾红、独蒜头（煨）等分。捣丸芡子大。每白汤嚼下一丸，端午日合之。（《普济方》）少阴疟疾呕吐。绿矾一钱，干姜（泡）、半夏（姜制）各半两。为末。每服半钱，发日早以醋汤下。（《圣济录》）翻胃吐食白面二斤半，蒸作大馒头一个，头上开口，剜空，将皂矾填满，以新瓦围住，盐泥封固挖土窑安放。文武火烧一日夜，取出研末，枣肉为丸梧子大。每服二十丸，空心酒、汤任下。忌酒色。（《医方摘要》）大便不通皂矾一钱，巴霜二个。同研，入鸡子内搅匀，封头，湿纸裹，煨熟食之，酒下，即通。（《集玄方》）肠风下血积年不止，虚弱甚者，一服取效。绿矾四两，入砂锅内，新瓦盖定，盐泥固济，煅赤取出，入青盐、生硫黄各一两，研匀。再入锅中固济，煅赤取出，去火毒，研。入熟附子末一两，粟米粥糊丸梧子大。每空心米饮、温酒任下三十丸。（《永类方》）妇人血崩青矾二两，轻粉一钱。为末，水丸梧子大。每服二三十丸，新汲水下。（《摘玄方》）血证黄肿绿矾四两，百草霜一升，炒面半升。为末，砂糖和丸梧子大。每服三四十丸，食后姜汤下。郑时举所传。又方：小麦淘净一斤，皂矾半斤。同炒黄为末，黑枣肉半斤捣匀，米醋打糊丸梧子大。每姜汤下八九十丸，日三服。（《简便方》）脾病黄肿青矾四两（煅成赤珠子），当归四两（酒醇浸七日，焙），百草霜三两。为末，以浸药酒打糊丸梧子大。每服五丸至七丸，温水下。一月后黄去立效，此方祖传七世。又方：绿矾四两，百草霜、五倍子各一两，木香一钱。为末，酒煎，飞面丸梧子大。每空心酒下五丸。又方：平胃散，青矾二两。醋糊丸，米饮下。或加乌沉汤四两，酒糊丸亦可。（洁古《活法机要》）酒黄水肿黄肿积病。青矾半斤（醋一大盏，和匀，瓦盆内煅干为度）、平胃散、乌药顺气散各半两。为末，醋煮糊丸梧子大。每酒或姜汤下二三十丸。不忌口，加锅灰。（赵原阳真人《济急方》）食劳黄病身目俱黄，腹中食积绿矾二两研，炭煅赤，米醋拌为末，枣肉和丸梧子大。每服二三十丸，食后姜汤下。（《救急方》）疳虫食土及生物。研绿矾末，猪胆汁丸绿豆大。每空心温酒下五丸。（《圣惠方》）走马疳疮绿矾入锅内，炭火煅红，以醋拌入赤脚乌一两（研），丸绿豆大。每米饮下五、七丸。（《保幼大全》）小儿疳气不可疗者。绿矾煅赤，醋淬三次，为末，枣肉和丸绿豆大。每服十丸，温水下，日三。（《集验方》）白秃头疮皂矾、楝树子，烧研，如此三次，为末，入麝香少许。温浆水漱净，掺之。（谈野翁《试效方》）小儿头疮绛矾一两，淡豉一两（炒黑），腻粉二钱。研匀。以桑灰汤洗净，掺之，良。搽之。（《普济方》）小儿甜疮大枣去核，填入绿矾，烧存性，研，贴之。（《拔萃方》）耳生烂疮枣子去核，包青矾煅研，香油调傅之。（《摘玄方》）蚰蜒入耳水调绿矾，灌之。（《普济方》）疮中生蛆绿矾末，掺贴，即化为水。（《摘玄方》）汤火灼伤皂矾，和凉水浇之。其疼即止，肿亦消。（杨诚《经验方》）癣疮作痒螺蛳十四个，槿树皮末一两，入碗内蒸熟，入矾红三钱捣匀，搽之。（孙氏《集效方》）甲疽延烂崔氏方：治甲疽，或因割甲伤肌，或因甲长侵肉，遂成疮肿，黄水浸淫相染，五指俱烂，渐上脚跗，泡浆四边起，如火烧疮，日夜倍增，医不能疗。绿矾石五两，烧至汁尽，研末，色如黄丹，收之。每以盐汤洗涤，用末厚傅之，以软帛缠裹，当日即汁断疮干。每日一遍，盐汤洗濯，有脓处使净傅，其痂干处不须近。但有急痛，即涂酥少许令润。五日即觉上痂起，十日痂渐剥尽，软处或更生白脓泡，即擦破傅之，自然瘥也。张侍郎病此，卧经六十日，京医并处方无效，得此法如神。（《外台秘要》）妇人甲疽妇人趾甲内生疮，恶肉突出，久不愈，名臭田螺。用皂矾日晒夜露。每以一两，煎汤浸洗。仍以矾末一两，加雄黄二钱，硫黄一钱，乳香、没药各一钱，研匀，擦之。（《医方摘要》）腋下狐气绿矾（半生半煅）涂染白发绿矾、薄荷、乌头等分。为末，以铁浆水浸。日染之。（《相感志》）为末，入少轻粉。以半钱，浴后姜汁调擦，候十分热痛乃止。（《仁斋直指方》）

黄矾

（《纲目》）

【集解】恭曰：黄矾，丹灶家所须，亦入染皮用。时珍曰：黄矾，出陕西瓜州、沙州及舶上来者为上，黄色，状如胡桐泪。人于绿矾中拣出黄色者充之，非真也。波斯出者，打破中有金丝文，谓之金线矾，磨刀剑显花文。《丹房镜源》云：五色山脂，吴黄矾也。

【气味】酸、涩、咸，有毒。

【主治】疗疮生肉（苏恭）。野鸡瘘痔，恶疮疥癣（李珣）。治阳明风热牙疼（李杲）。

【附方】新五。聤耳出汁黄矾二两烧枯，绵裹二钱塞之。（《圣惠方》）妇人颊疮每年频发。水银一两半，以猪脂揉擦，令消尽。入黄矾石末二两，胡粉一两，再加猪脂和令如泥。洗疮净，涂之。别以胡粉涂膏上。此甘家秘方也。（《肘后方》）身上瘢痕黄矾石（烧令汁尽）、胡粉（炒令黄）各八分。细末，以腊月猪脂和研如泥。以生布揩令痛，乃涂药五度。取鹰粪、白燕窠中草（烧灰）等分，和人乳涂之。其瘢自灭，肉平如故。（崔元亮《海上集验方》）急疳蚀齿黄矾、青矾半钱，白矾（烧）一钱，麝香一分，为末。傅之，吐涎。（《圣惠方》）妒精阴疮黄矾、青矾、麝香等分。为末。傅之，不过三度。（《千金方》）

第七卷 草 部

苦参
（《本经》中品）

【释名】苦讵本经，苦骨纲目，地槐别录，水槐别录，菟槐别录，骄槐别录，野槐纲目，白茎别录，又名芩茎、禄白、陵郎、虎麻。〔时珍曰〕苦以味名，参以功名，槐以叶形名也。苦讵与菜部苦讠同名异物。

【集解】〔别录曰〕苦参生汝南山谷及田野，三月、八月、十月采根暴干。〔弘景曰〕近道处处有之。叶极似槐叶，花黄色，子作荚，根味至苦恶。〔颂曰〕其根黄色，长五七寸许，两指粗细。三五茎并生，苗高三四尺以来。叶碎青色，极似槐叶，春生冬凋。其花黄白色，七月结实如小豆子。河北生者无花子。五月、六月、十月采根暴干。〔时珍曰〕七八月结角如萝卜子，角内有子二三粒，如小豆而坚。

根

【修治】〔敦曰〕采根，用糯米浓泔汁浸一宿，其腥秽气并浮在水面上，须重重淘过，即蒸之，从巳至申，取晒切用。〔之才曰〕玄参为之使，恶贝母、菟丝、漏卢，反藜芦。〔时珍曰〕伏汞，制雌黄、焰消。

【气味】苦，寒，无毒。

【主治】心腹结气，癥瘕积聚，黄疸，溺有余沥，逐水，除痈肿，补中，明目止泪。本经养肝胆气，安五脏，平胃气，令人嗜食轻身，定志益精，利九窍，除伏热肠澼，止渴醒酒，小便黄赤，疗恶疮，下部䘌，

本草纲目

别录渍酒饮，治疥杀虫。弘景治恶虫、胫酸。苏恭治热毒风，皮肌烦燥生疮，赤癞眉脱，除大热嗜睡，治腹中冷痛、中恶腹痛。甄权杀疳虫。炒存性，米饮服，治肠风泻血并热痢。时珍

【发明】〔元素曰〕苦参味苦气沉纯阴，足少阴肾经君药也。治本经须用，能逐湿。〔颂曰〕古今方用治风热疮疹最多。〔宗奭曰〕沈存中笔谈，载其苦腰重久坐不能行。有一将佐曰：此乃病齿数年，用苦参揩齿，其气味入齿伤肾所致也。后有太常少卿舒昭亮，亦用苦参揩齿，岁久亦病腰。自后悉不用之，腰疾皆愈。此皆方书不载者。〔震亨曰〕苦参能峻补阴气，或得之而致腰重者，因其气降而不升也，非伤肾之谓也。其治大风有功，况风热细疹乎？〔时珍曰〕子午乃少阴君火对化，故苦参、黄檗之苦寒，皆能补肾，盖取其苦燥湿，寒除热也。热生风，湿生虫，故又能治风杀虫。惟肾水弱而相火胜者，用之相宜。若火衰精冷，真元不足，及年高之人，不可用也。素问云：五味入胃，各归其所喜攻，久而增气，物化之常也。气增而久，夭之由也。王冰注云：入肝为温，入心为热，入肺为清，入肾为寒，入脾为至阴而兼四气，皆为增其味而益其气，各从本脏之气。故久服黄连、苦参而反热者，此其类也。气增不已，则脏气有偏胜，偏胜则脏有偏绝，故有暴夭。是以药不具五味，不备四气，而久服之，虽且获胜，久必暴夭。但人疏忽，不能精候尔。张从正亦云：凡药皆毒也。虽甘草、苦参，不可不谓之毒。久服则五味各归其脏，必有偏气增之患。诸药皆然，学者当触类而长之可也。至于饮食亦然。又按史记云：太仓公淳于意医齐大夫病龋齿，灸左手阳明脉，以苦参汤日漱三升，出入其风，五六日愈。此亦取其去风气湿热、杀虫之义。

【附方】旧九，新一十九。热病狂邪不避水火，欲杀人。苦参末，蜜丸梧子大。每服十丸，薄荷汤下。亦可为末，二钱，水煎服。（千金方）。伤寒结胸天行病四五日，结胸满痛壮热。苦参一两，以醋三升，

煮取一升二合，饮之取吐即愈。天行毒病，非苦参、醋药不解，及温覆取汗良。（外台秘要）。谷疸食劳头旋，心怫郁不安而发黄。由失饥大食，胃气冲熏所致。苦参三两，龙胆一合，为末，牛胆丸梧子大。生大麦苗汁服五丸，日三服。（肘后方）。小儿身热苦参煎汤浴之良。（外台秘要）。毒热足肿作痛欲脱者。苦参煮酒渍之。（姚僧坦集验方）。梦遗食减白色苦参三两，白术五两，牡蛎粉四两，为末。用雄猪肚一个，洗净，砂罐煮烂，石臼捣和药，干则入汁，丸小豆大。每服四十丸，米汤下，日三服。久服身肥食进，而梦遗立止。（刘松石保寿堂方）。小腹热痛青黑或赤色，不能喘者。苦参一两，醋一升半，煎八合，分二服。（肘后方）。饮食中毒鱼肉菜等毒。上方煎服，取吐即愈。（梅师方）。血痢不止苦参炒焦为末，水丸梧子大。每服十五丸，米饮下。（孙氏仁存堂方）。大肠脱肛苦参、五倍子、陈壁土等分，煎汤洗之，以木贼末傅之。（医方摘要）。妊娠尿难方见贝母下。产后露风四肢烦热：头痛者，与小柴胡；头不痛者，用苦参二两，黄芩一两，生地黄四两，水八升，煎二升，分数服。齿缝出血苦参一两，枯矾一钱，为末，日三揩之，立验。（普济方）。龋齿风痛方见发明下。鼻疮脓臭有虫也。苦参、枯矾一两，生地黄汁三合，少少滴之。（普济方）。遍身风疹痒痛不可忍，胸颈脐腹及近隐皆然者，亦多涎痰，夜不得睡。用苦参末一两，皂角二两，水一升，揉滤取汁。石器熬成膏，和末丸梧子大。每服三十丸，食后温水服，次日便愈。（寇宗奭衍义）。大风癞疾〔颂曰〕张子和儒门事亲：用苦参五两切，以好酒三斗渍三十日。每次饮一合，日三服，常服不绝。若觉痹，即瘥。用苦参末二两，以猪肚盛之，缝合煮熟，取出去药。先饿一日，次早先饮新水一盏，将猪肚食之，如吐再食。

本草纲目

待一二时，以肉汤调无忧散五七钱服，取出大小虫一二万为效。后以不蛀皂角一斤，去皮子，煮汁，入苦参末调糊。下何首乌末二两，防风末一两半，当归末一两，芍药末五钱，人参末三钱，丸梧子大。每服三五十丸，温酒或茶下，日三服。仍用麻黄、苦参、荆芥煎水洗之。圣济总录：苦参丸：治大风癞及热毒风疮疥癣。苦参九月末掘取，去皮暴干，取粉一斤，枳壳麸炒六两，为末，蜜丸。每温酒下三十丸，日二夜一服。一方：去枳壳。肾脏风毒及心肺积热，皮肤生疥癞，瘙痒时出黄水，及大风手足坏烂，一切风疾。苦参三十一两，荆芥穗一十六两，为末，水糊丸梧子大。每服三十丸，茶下。（和剂局方）。上下诸瘘或在项，或在下部。用苦参五升，苦酒一斗，渍三四日服之，以知为度。（肘后方）。鼠瘘恶疮苦参二斤，露蜂房二两，曲二斤，水二斗，渍二宿，去滓，入黍米二升，酿熟，稍饮，日三次。（肘后方）。下部漏疮苦参煎汤，日日洗之。（直指方）。瘰疬结核苦参四两，牛膝汁丸绿豆大。每暖水下二十丸。（张文仲备急方）。汤火伤灼苦参末，油调傅之。（卫生宝鉴）。赤白带下苦参二两，牡蛎粉一两五钱，为末。以雄猪肚一个，水三碗煮烂，捣泥和丸梧子大。每服百丸，温酒下。（陆氏积德堂方）。

实十月收采。

【气味】同根。

【主治】久服轻身不老，明目。饵如槐子法，有验。苏恭

水仙

（《会编》）

【释名】金盏银台〔时珍曰〕此物宜卑湿处，不可缺水，故名水仙。金盏银台，花之状也。

【集解】〔机曰〕水仙花叶似蒜，其花香甚清。九月初栽于肥壤，则花茂盛，瘦地则无花。五月初收根，以童尿浸一宿，晒干，悬火暖处。若不移宿根更旺。〔时珍曰〕水仙丛生下湿处。其根似蒜及薤而长，外有赤皮裹之。冬月生叶，似薤及蒜。春初抽茎，如葱头。茎头开花数朵，大如簪头，状如酒杯，五尖上承，真水仙，盖不然，乃一物二种尔。亦有红花者。按段成式酉阳杂俎云：捺祗出拂林国，根大如鸡卵，叶长三四尺，似蒜叶，中心抽条，茎端开花，六出红白色，花心黄赤，不结子，冬生夏死。取花压油，涂身去风气。据此形状，与水仙仿佛，岂外国名谓不同耶？

根

【气味】苦，微辛，滑，寒，无毒。〔土宿真君曰〕取汁伏汞，煮雄黄，拒火。

【主治】痈肿及鱼骨哽。时珍

花

【气味】缺。

【主治】作香泽，涂身理发，去风气。又疗妇人五心发热；同干荷叶、赤芍药等分，为末，白汤每服二钱，热自退也。时珍。出卫生易简方。

龙胆

（《本经》中品）

【释名】陵游。〔志曰〕叶如龙葵，味苦如胆，因以为名。

【集解】〔别录曰〕龙胆生齐朐山谷及冤句，二月、八月、十一月、十二月采根阴干。〔弘景曰〕出近道，以吴兴者为胜。根状似牛膝，其味甚苦。〔颂曰〕宿根黄白色，下抽根十余条，类牛膝而短。直上生苗，高尺余。四月生叶如嫩蒜，细茎如小竹枝。七月开花，如牵牛花，作铃铎状，青碧色。冬后结子，苗便枯。俗呼草龙胆。又有山龙胆，味苦涩，其叶经霜雪不凋。山人用治四肢疼痛，与此同类而别种也。采无时。

根

【修治】〔敩曰〕采得阴干。用时，铜刀切去须、土、头、子，剉细，甘草汤浸一宿，漉出，暴干用。〔敩曰〕空腹饵之，令人溺不禁。〔之才曰〕贯众、小豆为之使，恶地黄、防葵。

【气味】苦、涩，大寒，无毒。

【主治】骨间寒热，惊痫邪气，续绝伤，定五脏，杀蛊毒。本经 除胃中伏热，时气温热，热泄下痢，去肠中小虫，益肝胆气，止惊惕。久服益智不忘，轻身耐老。别录 治小儿壮热骨热，惊痫入心，时疾热黄，痈肿口干。甄权 客忤疳气，热狂，明目止烦，治疮疥。大明 去目中黄及睛赤肿胀，瘀肉高起，痛不可忍。元素 退肝经邪热，除下焦湿热之肿，泻膀胱火。李杲 疗咽喉痛，风热盗汗。时珍

【发明】〔元素曰〕龙胆味苦性寒，气味俱厚，沉而降，阴也，足厥阴、少阳经气分药也。其用有四：

除下部风湿，一也；及湿热，二也；脐下至足肿痛，寒湿脚气，三也；下行之功与防己同，酒浸则能上行，外行以柴胡为主，龙胆为使，治眼中疾必用之药。〔好古曰〕益肝胆之气而泄火。〔时珍曰〕相火寄在肝胆，有泻无补，故龙胆之益肝胆之气，正以其能泻肝胆之邪热也。但大苦大寒，过服恐伤胃中生发之气，反助火邪，亦久服黄连反从火化之义。别录久服轻身之说，恐不足信。

【附方】旧四，新六。伤寒发狂草龙胆为末，入鸡子清、白蜜，化凉水服二钱。（伤寒蕴要）。四肢疼痛山龙胆根细切，用生姜自然汁浸一宿，去其性，焙干捣末，水煎一钱匕，温服之。此与龙胆同类别种，经霜不凋。（苏颂图经本草）。谷疸劳疸谷疸因食而得，劳疸因劳而得。用龙胆一两，苦参三两，为末，牛胆汁和丸梧子大。先食以麦饮服五丸，日三服，不知稍增。劳疸加龙胆一两，栀子仁三七枚，以猪胆和丸。（删繁方）。一切盗汗，妇人、小儿一切盗汗，又治伤寒后盗汗不止。龙胆草研末，每服一钱，猪胆汁三两点，入温酒少许调服。（杨氏家藏方）。小儿盗汗身热。龙胆草、防风各等分，为末。每服一钱，米饮调下。亦可丸服，及水煎服。（婴童百问）。咽喉热痛龙胆擂水服之。（集简方）。暑行目涩生龙胆捣汁一合，黄连浸汁一匙，和点之。（危氏得效方）。眼中漏脓龙胆草、当归等分，为末。每服二钱，温水下。（鸿飞集）。蛔虫攻心刺痛，吐清水。龙胆一两，去头剉，水二盏，煮一盏，隔宿勿食，平旦顿服之。（圣惠方）。卒然尿血不止。龙胆一虎口，水五升，煮取二升半，分为五服。（姚僧坦集验方）。

当归

（《本经》中品）

【释名】乾归本经，山蕲尔雅，白蕲尔雅，文无纲目。

薜音百。蕲即古芹字。郭璞注云：当归也。似芹而粗大。〔颂曰〕按尔雅：薜，山蕲。又云：薜，白蕲。薜即古芹字。郭璞注云：当归也。似芹而粗大。许慎说文云：生山中者名薜，一名山蕲。然则当归、芹类也。在平地者名芹，生山中粗大者名当归也。〔宗奭曰〕今川蜀皆以畦种，尤肥好多脂，不以平地、山中为等差也。〔时珍曰〕当归本非芹类，特以花叶似芹，故得芹名。古人娶妻为嗣续也，当归调血为女人要药，有思夫之意，故有当归之名，正与唐诗胡麻好种无人种，正是归时又不归之旨相同。崔豹古今注云：古人相赠以芍药，相招以文无。文无一名当归，芍药一名将离故也。〔承曰〕当归治妊妇产后恶血上冲，仓卒取效。气血昏乱者，服之即定。能使气血各有所归，恐当归之名必因此出也。

【集解】〔别录曰〕当归生陇西川谷，二月、八月采根阴干。〔弘景曰〕今陇西四阳黑水当归，多肉少枝气香，名马尾当归。西川北部当归，多根枝而细。历阳所出者，色白而气味薄，不相似，呼为草当归，缺少时亦用之。〔恭曰〕今出当州、宕州、翼州、松州，以宕州者最胜。有二种：一种似大叶芎䓖者，名马尾当归，今人多用；一种似细叶芎䓖者，名蚕头当归，即陶称历阳者，不堪用，茎叶并卑下于芎䓖。〔颂曰〕今川蜀、陕西诸郡及江宁府、滁州皆有之，以蜀中者为胜。春生苗，绿叶有三瓣。七八月开花似莳萝，浅紫色。根黑黄色，以肉厚而不枯者为胜。〔时珍曰〕今陕、蜀、秦州、汶州诸处人多栽莳为货。以秦归头圆尾多色紫气香肥润者，名马尾归，最胜他处；头大尾粗色白坚枯者，为镵头归，止宜入发散药尔。韩㦟言川产者力刚而善攻，秦产者力柔而善补，是矣。

本草纲目

根

【修治】【敦曰】凡用去芦头，以酒浸一宿入药。止血破血，头尾效各不同。若要破血，即使头一节硬实处。若要止痛止血，即用尾。若一并用，服食无效，不如不使，惟单使妙也。【元素曰】头止血，尾破血，身和血，全用即一破一止也。先以水洗净土。治上酒浸，治外酒洗过，或火干、日干、入药。【杲曰】头止血而上行，身养血而中守，梢破血而下流，全活血而不走。【时珍曰】雷、张二氏所说头尾功效各异。凡物之根，身半已上，气脉上行，法乎天；身半已下，气脉下行，法乎地。人身法象天地，则治上当用头，治中当用身，治下当用尾，通治则全用，乃一定之理也。当以张氏之说为优。凡晒干乘热纸封瓮收之，不蛀。

【气味】苦，温，无毒。【别录曰】辛，大温。【普曰】神农、黄帝、桐君、扁鹊：甘，无毒。岐伯、雷公：辛，无毒。李当之：小温。【杲曰】甘，辛，温，无毒。气厚味薄，可升可降，阳中微阴，入手少阴、足太阴、厥阴经血分。【之才曰】恶茹、湿面，畏菖蒲、海藻、牡蒙、生姜、制雄黄。

【主治】咳逆上气，温疟寒热洗洗在皮肤中，妇人漏下绝子，诸恶疮疡金疮，煮汁饮之。本经温中止痛，除客血内塞，中风痉汗不出，湿痹中恶，客气虚冷，补五脏，生肌肉。别录止呕逆，虚劳寒热，下痢腹痛，齿痛，女人沥血腰痛，崩中，补诸不足。甄权治一切风，一切血，补一切劳，破恶血，养新血，及症癖肠胃冷。大明治头痛，心腹诸痛，润肠胃筋骨皮肤，治痈疽，排脓止痛，和血补血。时珍主痿癖嗜卧，足下热而痛。冲脉为病，气逆里急。带脉为病，腹痛，腰溶溶如坐水中。好古

【发明】【权曰】患人虚冷者，加而用之。【承曰】世俗多谓惟能治血，而金匮、外台、千金诸方皆为大补不足、决取立效之药。古方用治妇人产后恶血上冲，取效无急于此。凡气血昏乱者，服之即定。可

以补虚,备产后要药也。〔宗奭曰〕药性论补女子诸不足一说,尽当归之用矣。〔成无己曰〕脉者血之府,诸血皆属心。凡通脉者,必先补心益血。故张仲景治手足厥寒、脉细欲绝者,必须用之。当归之苦温以助心血。〔元素曰〕其用有三:一,心经本药,二,和血,三,治诸病夜甚。凡血受病,必须用之。当归之甘温能和血,辛温能散内寒,苦温能助心散寒,使气血各有所归。〔好古曰〕入手少阴,以其心生血也。入足太阴,以其脾裹血也。入足厥阴,以其肝藏血也。头能破血,身能养血,尾能行血,全用,同人参、黄芪,则补气而生血;同牵牛、大黄则行气而破血。从桂、附、茱萸则热,从大黄、芒硝则寒。佐使分定,用者当知。酒蒸治头痛,诸痛皆属木,故以血药主之。治心痛,酒调末服,取其浊而半沉半浮也。王海藏言当归血药,如何治胸中咳逆上气?按当归其味辛散,乃血中气药也。况咳逆上气,有阴虚阳无所附者,故用血药补阴,则血和而气降矣。〔韩㐮曰〕当归主血分之病。川产力刚可攻,秦产力柔宜补。凡用,本病宜酒制,有痰以姜制,导血归源之理。血虚以人参、石脂为佐,血热以生地黄、条芩为佐,不绝生化之源。血积配以大黄。要之,血药不容舍当归。故古方四物汤以为君,芍药为臣,地黄为佐,芎藭为使也。

【附方】旧八,新一十九。血虚发热当归补血汤:治肌热燥热,困渴引饮,目赤面红,昼夜不息,其脉洪大而虚,重按全无力,此血虚之候也。得于饥困劳役,证象白虎,但脉不长实为异耳。若误服白虎汤即死,宜此主之。当归身酒洗二钱,绵黄芪蜜炙一两,作一服,水二钟,煎一钟,空心温服,日再服。(东垣兰室秘藏)。失血眩运凡伤胎去血,产后去血,崩中去血,金疮去血,拔牙去血,一切去血过多,心烦眩运,闷绝不省人事。当归二两,芎藭一两,每用五钱,水七分,酒三分,煎七分,热服,日再。妇人良方。

衄血不止当归焙研末，每服一钱，米饮调下。（圣济总录）。小便出血当归四两，剉，酒三升，煮取一升，顿服。（肘后方）。头痛欲裂当归二两，酒一升，煮取六合，饮之，日再服。（外台秘要方）。内虚目暗补气养血。用当归生晒六两，附子火炮一两，为末，炼蜜丸梧子大。每服三十丸，温酒下，名六一丸。（圣济总录）。心下痛刺当归为末，酒服方寸匕。（必效方）。手臂疼痛当归三两切，酒浸三日，温饮之。饮尽，别以三两再浸，以瘥为度。（事林广记）。温疟不止当归一两，水煎饮，日一服。（圣济总录）。久痢不止当归二两，吴茱萸一两，同炒香，去萸不用，为末，蜜丸梧子大。每服三十丸，米饮下，名胜金丸。（普济方）。大便不通当归、白芷等分，为末。每服二钱，米汤下。（圣济总录）。妇人百病诸虚不足者。当归四两，地黄二两，为末，蜜丸梧子大。每食前，米饮下十五丸。（太医支法存方）。月经逆行从口鼻出。先以京墨磨汁服，止之。次用当归尾、红花各三钱，水一钟半，煎八分，温服，其经即通。（简便方）。室女经闭当归尾、没药各一钱，红花浸酒，面北饮之，一日一服。（普济方）。妇人血气脐下气胀，月经不利，血气上攻欲呕，不得睡。当归四钱，干漆烧存性二钱，为末，炼蜜丸梧子大。每服十五丸，温酒下。（永类方）。堕胎下血不止。当归焙一两，葱白一握，每服五钱，酒一盏半，煎八分，温服。（圣济总录）。妊娠胎动神妙。佛手散：治妇人妊娠伤动，或子死腹中，血下疼痛，口噤欲死。服此探之，不损则痛止，已损便立下，此乃徐王神验方也。用当归二两，芎䓖一两，为粗末。每服三钱，水一盏，煎令泣泣欲干，投酒一盏，再煎一沸，温服，或灌之。如人行五里，再服。不过三五服，便效。（张文仲备急方）。产难胎死横生倒生。用当归三两，芎䓖一两，为末，先以大黑豆炒焦，入流水一盏，童便一盏，煎至一盏，分为二服。未效再服。妇人良方。倒产子死不出。当归末，酒服方寸匕。（子母秘录）。产后血胀腹痛引胁，

本草纲目

当归二钱，干姜炮五分，为末。每服三钱，水一盏，煎八分，入盐、酢少许，热服。（妇人良方）。产后腹痛如绞。当归末五钱，白蜜一合，水一盏，煎一盏，分为二服。未效再服。（妇人良方）。产后自汗壮热，气短，腰脚痛不可转。当归三钱，黄芪合芍药酒炒各二钱，生姜五片，水一盏半，煎七分，温服。（和剂局方）。产后中风不省人事，口吐涎沫，手足瘛疭。当归、荆芥穗等分，为末。每服二钱，水一盏，酒少许，童尿少许，煎七分，灌之，下咽即有生意，神效。（圣惠方）。小儿胎寒好啼，昼夜不止，因此成痫。当归末一小豆大，以乳汁灌之，日夜三四度。（肘后方）。小儿脐湿不早治，成脐风。或肿赤，或出水。用当归末傅之。一方，入麝香少许。一方，用胡粉等分。试之最验。若愈后因尿入复作，再傅即愈。（圣惠方）。汤火伤疮㶸赤溃烂，用此生肌，拔热止痛。当归、黄蜡各一两，麻油四两，以油煎当归焦黄，去滓，纳蜡搅成膏，出火毒，摊贴之。（和剂局方）。白黄色枯舌缩，恍惚若语乱者死。当归、白术二两，水煎，入生苎汁、蜜和服。（三十六黄方）。

白芷

（《本经》上品）

【释名】白芷音止，又昌海切。芳香本经，泽芬别录，苻蓠别录，许骄切。莞音官。叶名蒚麻音力。药音药。〔时珍曰〕徐锴云，初生根干为芷，则白芷之义取乎此也。王安石字说云：芷香可以养鼻，又可养体，故芷字从臣。芷音怡，养也。许慎说文云：晋谓之虈，齐谓之茝，楚谓之蓠，又谓之药。生于下泽，芬芳与兰同德，故骚人以兰芷为咏，而本草有芳香、泽芬之名，古人谓之香白芷云。

【集解】〔别录曰〕白芷生河东川谷下泽，二月、八月采根暴干。〔弘景曰〕今处处有之，东间甚多。叶可合香。〔颂曰〕所在有之，吴地尤多。根长尺余，粗细不等，白色。枝干去地五寸以上。春生叶，相对婆娑，紫色，阔三指许。花白微黄。入伏后结子，立秋后苗枯。二月、八月采根暴干。以黄泽者为佳。〔敦曰〕凡采勿用四条一处生者，名丧公藤。又勿用马兰根。

根

【修治】〔敦曰〕采得刮去土皮，细剉，以黄精片等分，同蒸一伏时，晒干去黄精用。〔时珍曰〕今人采根洗刮寸截，以石灰拌匀，晒收，为其易蛀，并欲色白也。入药微焙。

【气味】辛，温，无毒。〔元素曰〕气温，味苦，大辛，气味俱轻，阳也。手阳明引经本药，同升麻则通行手、足阳明经，亦入手太阴经。〔之才曰〕当归为之使，恶旋覆花，制雄黄、硫黄。

【主治】女人漏下赤白，血闭阴肿，寒热，头风侵目泪出，长肌肤，润泽颜色，可作面脂。本经疗风邪久渴吐呕，两胁满，风眩目痒。可作膏药。别录治目赤弩肉，去面皯疵瘢，补胎漏滑落，止心腹血刺痛。大明能蚀脓，止痛排脓。乳痈发背瘰疬，肠风痔瘘，疮痍疥癣，大小便血。元素治鼻渊鼻衄，齿痛，眉棱骨痛，血崩。甄权解利手阳明头痛，中风寒热，及肺经风热，头面皮肤风痹燥痒，肠风秘，小便去血，妇人血风眩运，翻胃吐食，解砒毒蛇伤，刀箭金疮。时珍。

【发明】〔杲曰〕白芷疗风通用，其气芳香，能通九窍，表汗不可缺也。〔刘完素曰〕治正阳明头痛，热厥头痛，加而用之。〔好古曰〕同辛夷、细辛用治鼻病，入内托散用长肌肉，则入阳明可知矣。〔时珍曰〕白芷色白味辛，行手阳明庚金；性温气厚，行足阳明戊土；芳香上达，入手太阴肺经。肺者，庚之弟，戊

本草纲目

之子也。故所主之病不离三经。如头目眉齿诸病，三经之风热也；如漏带痈疽诸病，三经之湿热也。风热者辛以散之，湿热者温以除之。为阳明主药，故又能治血病胎病，而排脓生肌止痛。按王璆百一选方云：王定国病风头痛，至都梁求明医杨介治之，连进三丸，即时病失。恳求其方，则用香白芷一味，洗晒为末，炼蜜丸弹子大。每嚼一丸，以茶清或荆芥汤化下。遂命名都梁丸。其药治头风眩运，又暨仙神隐书，女人胎前产后，伤风头痛，血风头痛，皆效。戴原礼要诀亦云：头痛挟热，项生磊块者，服之甚宜。又[宗奭曰]药性论言白芷能蚀脓。能辟蛇，则夷坚志所载治蝮蛇伤之方，亦制以所畏也，而本草不曾言及。今人用治带下，肠有败脓，淋露不已，腥秽殊甚，遂致脐腹冷痛，皆由败脓血所致，须此排脓。白芷一两，单叶红蜀葵根二两，白芍药、白枯矾各半两，为末，以蜡化丸梧子大。每空心及饭前，米饮下十丸或十五丸。俟脓尽，乃以他药补之。

【附方】旧一，新三十三。

一切伤寒神白散，又名圣僧散：治时行一切伤寒，不问阴阳轻重、老少男女孕妇，皆可服之。用白芷一两，生甘草半两，姜三片，葱白三寸，枣一枚，豉五十粒，水二碗，煎服取汁。病至十余日未得汗者，皆可服之。此药可卜人之好恶也。不汗再服。如煎得黑色，或误打翻，即难愈；如煎得黄色，无不愈者。煎时要至诚，忌妇人鸡犬见。（卫生家宝方）。一切风邪方同上。风寒流涕香白芷一两，荆芥穗一钱，为末，蜡茶点服二钱。百一选方。小儿流涕是风寒也。白芷末、葱白，捣丸小豆大，每茶下二十丸。仍以白芷末，姜汁调，涂太阳穴，乃食热葱粥取汁。（圣惠方）。小儿身热白芷煮汤浴之，取汗避风。（子母秘录）。头面诸风香白芷切，以萝卜汁浸透，日干为末，每服二钱，白汤下。或以嚏鼻。（直指方）。偏正头风百药不治，一服便可，天下第一方也。香白芷炒二两五钱，川芎炒、甘草炒、川乌头半生半熟各一两，为末。每服一钱，细茶、薄荷汤调下。（谈野翁试验方）。头风眩运都梁丸，见发明下。

眉棱骨痛属风热与痰。白芷、片芩酒炒等分，为末。每服二钱，茶清调下。（丹溪纂要）。风热牙痛香白芷一钱，朱砂五分，蜜丸芡子大，频用擦牙。此乃濠州一村妇以医人者，庐州郭医云，绝胜他药也。

或以白芷、吴茱萸等分，浸水漱涎。（医林集要）。一切眼疾白芷、雄黄为末，炼蜜丸龙眼大，朱砂为衣。每服一丸，食后茶下，日二服。名还睛丸。（普济方）。口齿气臭百一选方：用香白芷七钱，为末，食后井水服一钱。济生方：用白芷、川芎等分，为末，蜜丸芡子大，日噙之。盗汗不止太平白芷一两，辰砂半两，为末。每服二钱，温酒下，屡验。（朱氏集验方）。血风反胃香白芷一两，切片，瓦炒黄为末。用猪血七片，沸汤泡七次，蘸末食之，日一次。（妇人良方）。脚气肿痛白芷、芥子等分，为末，姜汁和，涂之效。（医方摘要）。妇人白带白芷四两，以石灰半斤，淹三宿，去灰切片，炒研末。酒服二钱，日二服。（医学集成）。妇人难产白芷五钱，水煎服之。（唐瑶经验）。胎前产后乌金散：治胎前产后虚损，月经不调，崩漏及横生逆产。用白芷、百草霜等分，为末，以沸汤入童子小便同醋调服二钱。丹溪加滑石，以芎归汤调之。（普济方）。大便风秘香白芷炒，为末。每服二钱，米饮入蜜少许，连进二服。（十便良方）。小便气淋结涩不通。白芷醋浸焙干，二两，为末。煎木通、甘草酒调下一钱，连进二服。（普济方）。鼻衄不止就以所出血调白芷末，涂山根，立止。（简便方）。小便出血白芷，米饮每服二钱。（经验方）。肠风下血香白芷为末，每服二钱，米饮下，神效。（余居士选奇方）。痔漏出血方同上，并煎汤熏洗。（直指方）。痔疮肿痛先以皂角烟熏之，后以鹅胆汁调白芷末涂之，即消。（医方摘要）。肿毒热痛醋调白芷末傅之。（卫生易简方）。乳痈初起白芷、贝母各二钱，为末，温酒服之。（秘传外科方）。疔疮初起白芷一钱，生姜一两，擂酒一盏，温服取汁，即散。此陈指挥方也。（袖珍方）。痈疽赤肿白芷、大黄等分，为末，米饮服二钱。（经验方）。小儿丹瘤游走入腹必死。初发，急以截风散截之。白芷、寒水石为末，生葱汁调涂。（全幼心鉴）。刀箭伤疮香白芷嚼烂涂之。（集简方）。解砒石毒白芷末，并水服二钱。（事林广记）。诸骨哽咽白芷、半夏等分，为末。水服一钱，即呕出。（普济方）。毒蛇伤螫临川有人被蝮伤，即昏死，一臂如股，少顷遍身皮胀，黄黑色。一道人以新汲水调香白芷末一斤，灌之。觉脐中搰搰然，黄水自口出，腥秽逆人，良久消缩如故云。以麦门冬汤调尤妙，仍以末搽之。又经出寺僧为蛇伤，一脚溃烂，百药不愈。一游僧以新水数洗净腐败，见白筋，挹干，以白芷末，入胆矾、麝香少许掺之，恶水涌出。日日如此，一月平复。（洪迈夷坚志）。

叶

【主治】作浴汤，去尸虫。别录浴丹毒瘾疹风瘙。时珍。

【附方】新一。小儿身热白芷苗、苦参等分，煎浆水，入盐少许洗之。卫生总微论。

芍药

（芍音杓，又音勺 《本经》中品）

【释名】将离纲目，犁食别录，余容别录，铤别录，白者，名金芍药图经，赤者名木芍药。

〔时珍曰〕芍药，犹婥约也。婥约，美好貌。此草花容婥约，故以为名。罗愿尔雅翼言，制食之毒，莫良于芍，故得药名，亦通。郑风诗云：伊其相谑，赠之以芍药。韩诗外传云：芍药，离草也。董子云：芍药一名将离，故将别赠之。俗呼其花之千叶者为小牡丹，赤者为木芍药，与牡丹同名也。

【集解】〔别录曰〕芍药生中岳川谷及丘陵，二月、八月采根暴干。〔弘景曰〕今出白山、蒋山、茅山最好，白而长尺许。余处亦有而多赤，赤者小利。〔志曰〕此有赤白两种。〔颂曰〕今处处有之，淮南者胜。春生红芽作丛，茎上三枝五叶，似牡丹而狭长，高一二尺。夏初开花，有红白紫数种，结子似牡丹子而小。秋时采根。崔豹古今注云：芍药有二种：有草芍药、木芍药。木者花大而色深，俗呼为牡丹，非矣。安期生服炼法：芍药有金芍药，色白多脂；木芍药，色紫瘦多脉。〔承曰〕本经芍药生丘陵。今世多用人家种植者，乃欲其花叶肥大，必加粪壤。每岁八九月取根分削，因利以为药。今淮南真阳尤多，根虽肥大而香味不佳，入药少效。〔时珍曰〕昔人言洛阳牡丹、扬州芍药甲天下。今药中所用，亦多取扬州者。十月生芽，至春乃长，三月开花。其品凡三十余种，有千叶、单叶、楼子之异。入药宜单叶之根，气味全厚。根之赤白，随花之色也。

【修治】〔斆曰〕凡采得，竹刀刮去皮并头土，剉细，以蜜水拌蒸，从巳至未，晒干用。〔时珍曰〕今人多生用，惟避中寒者以酒炒，入女人血药以醋炒耳。

【气味】苦，平，无毒。〔别录曰〕酸，微寒，有小毒。〔普曰〕神农：苦。桐君：甘，无毒。岐伯：咸。雷公：酸。李当之：小寒。〔元素曰〕性寒，味酸，气厚味薄，升而微降，阳中阴也。〔好古曰〕味酸而苦，气薄味厚，阴也。降也，为手足太阴行经药，酸，平，有小毒，可升可降，阴也。〔之才曰〕须丸为之使，恶石斛、芒硝，畏硝石、鳖甲、小蓟，反藜芦。〔禹锡曰〕别本须入肝脾血分。〔时珍曰〕同白术补脾，同芎藭泻肝，同人参补气，同当归补血，以酒炒补阴，同甘草止腹痛，丸作雷丸。

本草纲目

同黄连止泻痢，同防风发痘疹，同姜、枣温经散湿。

【主治】邪气腹痛，除血痹，破坚积，寒热疝瘕，止痛，利小便，益气。本经通顺血脉，缓中，散恶血，逐贼血，去水气，利膀胱大小肠，消痈肿，时行寒热，中恶腹痛腰痛。别录治脏腑壅气，强五脏，补肾气，治时疾骨热，妇人血闭不通，能蚀脓。甄权女人一切病，胎前产后诸疾，治风补劳，退热除烦益气，惊狂头痛，目赤明目，肠风泻血痔瘘，发背疮疥。大明泻肝，安脾肺，收胃气，止泻利，固腠理，和血脉，收阴气，敛逆气。元素理中气，治脾虚中满，心下痞，胁下痛，善噫，肺急胀逆喘咳，太阳鼽衄目涩，肝血不足，阳维病苦寒热，带脉病苦腹痛满，腰溶溶如坐水中。好古止下痢腹痛后重。时珍。

【发明】〔恭曰〕赤者利小便，下气，白者止痛散血。〔大明曰〕赤者补气，白者补血。〔弘景曰〕赤者小利，俗方以止痛不减当归。白者道家亦服食之，及煮石用。〔成无己曰〕白补而赤泻，白收而赤散。酸以收之，甘以缓之，酸甘相合，用补阴血。逆气而除肺燥。又云：芍药之酸，敛津液而益营血，收阴气而泄邪热。〔元素曰〕白芍入脾经补中焦，乃下利必用之药。盖泻利皆太阴病，故不可缺此。得炙甘草为佐，治腹中痛，夏月少加黄芩，恶寒加桂，此仲景神方也。其用凡六：安脾经，一也；治腹病，二也；收胃气，三也；止泻痢，四也；和血脉，五也；固腠理，六也。〔宗奭曰〕芍药须用单叶红花者为佳，然气虚寒人禁之。古人云：减芍药以避中寒。诚不可忽。〔震亨曰〕芍药泻脾火，性味酸寒，冬月必以酒炒。凡腹痛多是血脉凝涩，亦必酒炒用。然止能治血虚腹痛，余并不治。为其酸寒收敛，无温散之功也。下痢腹痛必炒用，后重者不炒。产后不可用者，以其酸寒伐生发之气也。必不得已，亦酒炒用之。〔时珍曰〕白芍药益脾，能于土中泻木。赤芍药散邪，能行血中之滞。日华子言赤补气，白治血，欠审矣。产后肝血已虚，不可更泻，故禁之。酸寒之药多矣，何独避芍药耶？以此颂曰张仲景治伤寒多用芍药，以其主寒热、利小便故也。曰：或言古人以酸涩为收，本经何以言利小便？曰：损其肝者缓其中，即调血也，故四物汤用芍药。大抵酸涩者为收敛非因通利也。曰：又言缓中何也？曰：芍药能益阴滋湿而停津液，故小便自行，停湿之剂，故主手足太阴经收敛之体，又能治血海而入于九地之下，后至厥阴经，白者色在西方，故补；赤者色在南方，故泻。

【附方】旧六，新二十。服食法〔颂曰〕安期生服炼芍药法云：芍药有二种：救病用金芍药，色白多脂肉；其木芍药，色紫瘦多脉。若取审看，勿令差错。凡采得，净洗去皮，以东流水煮百沸，阴干。停三日，又于木甑内蒸之，上覆以净黄土，一日夜熟，出阴干，捣末。以麦饮或酒服三钱匕，日三。服满三百日，可以登岭绝谷不饥。（图经本草）。腹中虚痛白芍药三钱，炙甘草一钱，夏月加黄芩五分，恶寒加肉桂一钱，冬月大寒再加桂一钱。水二盏，煎一半，温服。（洁古用药法象）。风毒骨痛在髓中，芍药二分，虎骨一两，炙为末，夹绢袋盛，酒三升，渍五日。每服三合，日三服。（经验方）。脚气肿痛白芍药六两，甘草一两，为末，白汤点服。（事林广记）。消渴引饮白芍药、甘草等分，为末。每用一钱，水煎服，日三服。鄂渚辛祐之患此九年，服药止而复作。苏朴授此方，服之七日顿愈。古人处方，殆不可晓，不可以平易而忽之也。小便五淋赤芍药一两，槟榔一个，面裹煨，为末。每服一钱，水一盏，煎七分，空心服。（陈日华经验方）。衄血不止赤芍药为末，水服二钱匕。（事林广记）。衄血咯血白芍药一两，犀角末二钱半，为末。新水服一钱匕，血止为限。（古今录验）。崩中下血小腹痛甚者，芍药一两，炒黄色，柏叶六两，

牡丹

（《本经》中品）

【释名】鼠姑本经，鹿韭本经，百两金唐本，木芍药纲目。花王。〔时珍曰〕牡丹以色丹者为上，虽结子而根上生苗，故谓之牡丹。唐人谓之木芍药，以其花似芍药，而宿干似木也。群花品中，以牡丹第一，芍药第二，故世谓牡丹为花王，芍药为花相。欧阳修花谱所载，凡三十余种。其名或以地，或以人，或以色，或以异，详见本书。

【集解】〔别录曰〕牡丹生巴郡山谷及汉中，二月、八月采根阴干。〔弘景曰〕今东间亦有，色赤者为好。〔恭曰〕生汉中、剑南。苗似羊桃，夏生白花，秋实圆绿，冬实赤色，凌冬不凋。根似芍药，肉白皮丹。土人谓之百两金，长安谓之吴牡丹者，是真也。今俗用者异于此，别有臊气也。〔颂曰〕今出合州

经水不止白芍药、香附子、熟艾叶各一钱半，水煎服之。（熊氏补遗）。血崩带下赤芍药、香附子等分，为末。每服二钱，盐一捻，水一盏，煎七分，温服。日二服，名如神散。（良方）。赤白带下年深月久不瘥者，取白芍药三两，并干姜半两，剉熬令黄，捣末。空心水饮服二钱匕，日再服。广济方：只用芍药炒黑，研末，酒服之。（贞元广利方）。金疮出血白芍药一两，熬黄为末，酒或米饮服二钱，渐加之，仍以末傅疮上即止，良验。（广利方）。痘疮胀痛白芍药为末，酒服半钱匕。（痘疹方）。木舌肿满塞口杀人。红芍药、甘草煎水热漱。（圣济总录）。鱼骨哽咽白芍药嚼细咽汁。（事林广记）。

微炒。每服二两，水一升，煎六合，入酒五合，再煎七合，空心分为两服。亦可为末，酒服二钱。（圣惠方）。

者佳，和州、宣州者并良。白者补，赤者利。〔大明曰〕此便是牡丹花根也。巴、蜀、渝、合州者上，海盐者次之。〔颂曰〕今丹、延、青、越、滁、和州山中皆有，但花有黄紫红白数色。此当是山牡丹，其茎梗枯燥，黑白色。二月于梗上生苗叶，三月开花。其花叶与人家所种者相似，但花瓣止五六叶尔。五月结子黑色，如鸡头子大。根黄白色，可长五七寸，大如笔管。近世人多贵重，欲其花之诡异，皆秋冬移接，培以壤土，至春盛开，其状百变。〔时珍曰〕牡丹花亦有绯者，深碧色者。惟山中单叶花红者，根皮入药为佳。市人或以枝梗皮充之，尤谬。〔宗奭曰〕牡丹惟取红白单瓣者入药。其千叶异品，皆人巧所致，气味不纯，不可用。花谱载丹州、延州以西及褒斜道中最多，与荆棘无异，土人取以为薪，其根入药尤妙。凡栽花者，根下着白敛末辟虫，穴中点硫黄杀蠹，以乌贼骨针其树必枯，此物性，亦不可不知也。

根皮【修治】〔敩曰〕凡采得根日干，以铜刀劈破去骨，剉如大豆许，用酒拌蒸，从巳至未，日干用。

【主治】寒热，中风瘛疭，惊痫邪气，除症坚淤血留舍肠胃，安五脏，疗痈疮。本经除时气头痛，客热五劳，劳气头腰痛，风噤癫疾。别录久服轻身益寿。吴普治冷气，散诸痛，女子经脉不通，血沥腰痛。甄权通关腠血脉，排脓，消扑损淤血，续筋骨，除风痹，落胎下胞，产后一切冷热血气。大明治神志不足，无汗之骨蒸，衄血吐血。元素和血生血凉血，治血中伏火，除烦热。时珍。

【发明】〔元素曰〕牡丹乃天地之精，为群花之首。叶为阳，发生也。花为阴，成实也。丹者赤色，火也。故能泻阴胞中之火。四物汤加之，治妇人骨蒸。又曰：牡丹皮入手厥阴、足少阴，故治无汗之骨蒸；地骨皮入足少阴、手少阳，故治有汗之骨蒸。神不足者手少阴，志不足者足少阴，故仲景肾气丸用之，治

本草纲目 第七卷 草部

神志不足也。又能治肠胃积血，及吐血、衄血必用之药，故犀角地黄汤用之。〔杲曰〕心虚，肠胃积热，心火炽甚，心气不足者，以牡丹皮为君。〔时珍曰〕牡丹皮治手、足少阴、厥阴四经血分伏火。盖伏火即阴火也，阴火即相火也。古方惟以此治相火，故仲景肾气丸用之。后人乃专以黄檗治相火，不知牡丹之功更胜也。此乃千载秘奥，人所不知，今为拈出。赤花者利，白花者补，人亦罕悟，宜分别之。

【附方】旧三，新三。癞疝偏坠气胀不能动者。牡丹皮、防风等分，为末，酒服二钱，甚效。（千金方）。妇人恶血攻聚上面多怒。牡丹皮半两，干漆烧烟尽半两，水二钟，煎一钟服。（诸证辨疑）。伤损瘀血牡丹皮二两，虻虫二十一枚，熬过同捣末。每旦温酒服方寸匕，血当化为水下。（贞元广利方）。金疮内漏牡丹皮为末，水服三指撮，立尿出血也。（千金方）。下部生疮已决洞者。牡丹末，汤服方寸匕，日三服。（肘后方）。解中蛊毒牡丹根捣末，服一钱匕，日三服。（外台秘要）。

山姜
（《药性》）

【释名】美草。〔弘景曰〕东人呼为山姜，南人呼为美草。〔时珍曰〕与杜若之山姜，名同物异也。

【集解】〔权曰〕山姜根及苗，并如姜而大，作樟木臭，南人食之。又有獳子姜，黄色而紧，辛辣，破血气殊强于此姜。〔颂曰〕山姜出九真交趾，今闽广皆有之。刘恂岭表录异云：茎叶皆姜也，但根不堪食。

【附录】鼠姑〔别录曰〕味苦，平，无毒。主咳逆上气，寒热鼠瘘，恶疮邪气。一名䑕，生丹水。〔弘景曰〕今人不识，而牡丹一名鼠姑，鼠妇亦名鼠姑，未知孰是？

亦与豆蔻花相似，而微小尔。花生叶间，作穗如麦粒，嫩红色。南人取其未大开者，谓之含胎花，以盐水淹藏入甜糟中，经冬如琥珀色，辛香可爱，用为鲙，无以加矣。又以盐杀治暴干者，煎汤服之，极除冷气，甚佳。〔时珍曰〕山姜生南方。叶似姜，花赤色甚辛，子似草豆蔻，根如杜若及高良姜。今人以其子伪充草豆蔻，然其气甚猛烈。

根

【气味】辛，热，无毒。

【主治】腹中冷痛，煮服甚效。作丸散服，辟谷止饥。弘景去恶气，温中，中恶霍乱，心腹冷痛，功用如姜。甄权。

花及子

【气味】辛，温，无毒。

【主治】调中下气，破冷气作痛，止霍乱，消食，杀酒毒。大明。

茉莉

（《纲目》）

【释名】奈花〔时珍曰〕稽含草木状作末利，洛阳名园记作抹厉，佛经作抹利，王龟龄集作没利，洪迈集作末丽。盖末利本胡语，无正字，随人会意而已。韦君呼为狎客，张敏叔呼为远客，杨慎丹铅录云：晋书都人簪奈花，即今末利花也。

本草纲目

【集解】〔时珍曰〕末利原出波斯，移植南海，今滇、广人栽莳之。其性畏寒，不宜中土。弱茎繁枝，绿叶团尖。初夏开小白花，重瓣无蕊，秋尽乃止，不结实。有千叶者，红色者，蔓生者。其花皆夜开，芬香可爱。女人穿为首饰，或合面脂。亦可熏茶，或蒸取液以代蔷薇水。又有似末利而瓣大，其香清绝者，谓之狗牙，亦名雪瓣，海南有之。素馨、指甲，皆其类也，并附于下。

花

【气味】辛，热，无毒。

【主治】蒸油取液，作面脂头泽，长发润燥香肌，亦入茗汤。时珍。

根

【气味】热，有毒。

【主治】以酒磨一寸服，则昏迷一日乃醒，二寸二日，三寸三日。凡跌损骨节脱臼接骨者用此，则不知痛也。汪机。

【附录】素馨〔时珍曰〕素馨亦自西域移来，谓之耶悉茗花，即酉阳杂俎所载野悉蜜花也。枝干袅娜，叶似末利而小。其花细瘦四瓣，有黄、白二色。采花压油泽头，甚香滑也。指甲花有黄、白二色，夏月开，香似木犀，可染指甲，过于凤仙花。

郁金香

（宋《开宝》）

【校正】〔禹锡曰〕陈氏言郁是草英，不当附于木部。今移入此。

【释名】郁香御览，红蓝花纲目，紫述香纲目，草麝香、茶矩摩佛书。〔颂曰〕许慎说文解字云：郁，芳草也。十叶为贯，百二十贯筑以煮之，郁鬯乃百草之英，合成酿酒以降神，用远方郁人所贡，故谓之郁，今郁林郡也。〔时珍曰〕汉郁林郡，即今广西、贵州、浔、柳、邕、宾诸州之地。一统志惟载柳州罗城县出郁金香，即此也。金光明经谓之茶矩摩香。此乃郁金花香，与今时所用郁金根，名同物异。唐慎微本草收此入彼下，误矣。按赵古则六书本义：鬯字象米在器中，以匕扱之之意。郁字从臼，奉缶置于几上，鬯有彡饰，五体之意。俗作郁。则郁乃取花筑酒之意，非指地言，地乃因此草得名耳。

【集解】〔藏器曰〕郁金香生大秦国，二月、三月有花，状如红蓝，四月、五月采花，即香也。〔时珍曰〕按郑玄云：郁草似兰。杨孚南州异物志云：郁金出罽宾，国人种之，先以供佛，数日萎，然后取之。色正黄，与芙蓉花里嫩莲者相似，可以香酒。又唐书云：太宗时，伽毗国献郁金香，叶似麦门冬，九月花开，状似芙蓉，其色紫碧，香闻数十步，花而不实，欲种者取根。二说皆同，但花色不同，种或不一也。古乐府云，中有郁金苏合香者，是此郁金也。晋左贵嫔有郁金颂云：伊有奇草，名曰郁金。越自殊域，厥珍来寻。芳香酷烈，悦目怡心。明德惟馨，淑人是钦。

【气味】苦，温，无毒。〔藏器曰〕平。

【主治】蛊野诸毒，心腹间恶气鬼疰，鸦鹘等一切臭。入诸香药用。藏器。

本草纲目

艾

（《别录》中品）

【释名】冰台尔雅，医草别录，黄草埤雅，艾蒿〔时珍曰〕王安石字说云：艾可乂疾，久而弥善，故字从乂。陆佃埤雅云：博物志言削冰令圆，举而向日，以艾承其影则得火。则艾名冰台，其以此乎？医家用灸百病，故曰灸草。一灼谓之一壮，以壮人为法也。

【集解】〔别录曰〕艾叶生田野，三月三日采，暴干。〔颂曰〕处处有之，以复道及四明者为佳，云此种灸百病尤胜。初春布地生苗，茎类蒿，叶背白，以苗短者为良。三月三日，五月五日，采叶暴干，陈久方可用。〔时珍曰〕艾叶本草不著土产，但云生田野。宋时以汤阴复道者为佳，四明者图形。近代惟汤阴者谓之北艾，四明者谓之海艾。自成化以来，则以蕲州者为胜，用充方物，天下重之，谓之蕲艾。相传他处艾灸酒坛不能透，蕲艾一灸则直透彻，为异也。此草多生山原。二月宿根生苗成丛，其茎直生，白色，高四五尺。其叶四布，状如蒿，分为五尖，桠上复有小尖，面青背白，有茸而柔厚。七八月叶间出穗如车前穗，细花，结实累累盈枝，中有细子，霜后始枯。皆以五月五日连茎刈取，暴干收叶。又宗懔荆楚岁时记云：五月五日鸡未鸣时，采艾似人形者揽而取之，收以灸病甚验。是日采艾为人，悬于户上，可禳毒气。其茎干之，染麻油引火点灸炷，滋润灸疮，至愈不疼。亦可代蓍策，及作烛心。

叶【修治】〔宗奭曰〕艾叶干捣，去青滓，取白，入石硫黄末少许，谓之硫黄艾，灸家用之。得米粉少许，可捣为末，入服食药用。〔时珍曰〕凡用艾叶，须用陈久者，治令细软，谓之熟艾。若生艾灸火，则伤人肌脉。故孟子云：七年之病，求三年之艾。拣取净叶，扬去尖屑，入石臼内木杵捣熟，罗去渣滓，取白者再捣，至柔烂如绵为度。用时焙燥，则灸火得力。入妇人丸散，须以熟艾，用醋煮干，捣成饼子，烘干再捣为末用。或以糯糊和作饼，及酒炒者，皆不佳。洪氏容斋随笔云：艾难著力，若入白茯苓三五片同碾，即时可作细末，亦一异也。

【气味】苦，微温，无毒。〔恭曰〕生寒，熟热。〔元素曰〕苦温，阴中之阳。〔时珍曰〕苦而辛，生温熟热，可升可降，阳也。入足太阴、厥阴、少阴之经。苦酒、香附为之使。

【主治】灸百病。可作煎，止吐血下痢，下部䘌疮，妇人漏血，利阴气，生肌肉，辟风寒，使人有子。别录捣汁服，止伤血，杀蛔虫。弘景主衄血下血，脓血痢，水煮及丸散任用。苏恭止崩血、肠痔血，搨金疮，止腹痛，苦酒作煎，治癣甚良。捣汁饮，治心腹一切冷气鬼气。甄权治带下，止霍乱转筋，痢后寒热。大明治带脉为病，腹胀满，腰溶溶如坐水中。好古温中逐冷除湿。时珍

【发明】〔诜曰〕春月采嫩艾作菜食，或和面作馄饨如弹子，吞三五枚，以饭压之，治一切鬼恶气，长服止冷痢。又以嫩艾作干饼子，用生姜煎服，止泻痢及产后泻血，甚妙。〔颂曰〕近世有单服艾者，或用蒸木瓜和丸，或作汤空腹饮，甚补虚羸；然亦有毒发则热气冲上，狂躁不能禁，至攻眼有疮出血者，诚不可妄服也。〔震亨曰〕妇人无子，多由血少不能摄精。本草言其温，不言其热。世人喜温，率多服之，久久毒发，性至热，入火灸则气下行，入药服则气上行。〔时珍曰〕艾叶生则微苦太辛，熟则微辛太苦，生温熟热，纯阳也。可以取太阳真火，可以回垂绝元阳。服之则走三阴，而逐一切寒湿，转肃杀之气为融和。灸之则何尝归咎于艾哉！予考苏颂图经而默有感焉。

透诸经，而治百种病邪，起沉疴之人为康泰，其功亦大矣。苏恭言其生寒，苏颂言其有毒。一则见其能止诸血，一则见其热气上冲，遂谓其性寒有毒，误矣。盖不知血随气而行，气行则血散，热因久服致火上冲之故尔。夫药以治病，中病则止。若素有虚寒痼冷，妇人湿郁带漏之人，以艾和归、附诸药治其病，夫何不可？而乃妄意求嗣，服艾不辍，助以辛热，药性久偏，致使火躁，是谁之咎欤？于艾何尤？艾附丸治心腹少腹诸痛，调女人诸病，颇有深功。胶艾汤治虚痢，及妊娠产后下血，尤著奇效。老人丹田气弱，脐腹畏冷者，以熟艾入布袋兜其脐腹，妙不可言。寒湿脚气，亦宜以此夹入袜内。

【附方】旧二十四，新二十七。伤寒时气温疫头痛，壮热脉盛。以干艾叶三升，水一升，煮一升，顿服取汗。（肘后方）。妊娠伤寒壮热，赤斑变为黑斑，溺血。用艾叶如鸡子大，酒三升，煮二升半，分为二服。（伤寒类要）。妊娠风寒卒中，不省人事，状如中风。用熟艾三两，米醋炒极热，以绢包熨脐下，良久即苏。（妇人良方）。中风口㖞以苇筒长五寸，一头刺入耳内，四面以面密封，一头以艾灸之七壮。患右灸左，患左灸右。（胜金方）。中风口噤熟艾灸承浆一穴，颊车二穴，各五壮。（千金方）。中风掣痛不仁不随。并以干艾斛许，揉团纳瓦甑中，并下塞诸孔，独留一目，以痛处著甑目，而烧艾熏之，一时即知矣。（肘后方）。舌缩口噤以生艾捣傅之。干艾浸湿亦可。（圣济录）。咽喉肿痛医方大成：同嫩艾捣汁，细咽之。经验方：用青艾和茎叶一握，同醋捣烂，傅于喉上。冬月取干艾亦得。李亚所传方也。癫痫诸风熟艾于阴囊下谷道正门当中间，随年岁灸之。（斗门方）。鬼击中恶卒然着人，如刀刺状，胸胁腹内疞刺切痛不可按，或即吐血、鼻中出血、下血，一名鬼排。以熟艾如鸡子大三枚，水五升，煎二升，顿服。（肘后方）。小儿脐风撮口。艾叶烧灰填脐中，以帛缚定效。或隔蒜灸之，候口中有艾气立愈。（简便方）。狐惑虫䘌病人齿无色，舌上白，或喜睡不知痛痒处，或下痢，宜急治下部。不晓此者，但攻其上，而下部生虫，食其肛，烂见五脏，便死也。烧艾于管中，熏下部令烟入，或少加雄黄更妙。瓮中烧烟亦可。（肘后方）。头风久痛蕲艾揉为丸，时时嗅之，以黄水出为度。（青囊杂纂）。头风面疮痒出黄水。艾二两，醋一斤，砂锅煎取汁，每薄纸上贴之，一日一、两上。（御药院方）。蛔虫心痛如刺，口吐清水。白熟艾一升，水三升，煮一升，脾胃冷痛白艾末，沸汤服二钱。（卫生易简方）。心腹恶气艾叶捣汁饮之。（药性论）。口吐清水干蕲艾煎升服，吐虫出。或取生艾捣汁，五更食香脯一片，乃饮一升，当下虫出。（肘后方）。老小白痢艾汤啜之。（怪证奇方）。霍乱吐下不止。以艾一把，水三升，煮一升，顿服。（外台秘要）。姜丸：用陈北艾四两，干姜炮三两，为末，醋煮仓米糊丸梧子大。每服七十丸，空心米饮下，甚有奇效。（永类方）。诸痢久下艾叶、陈皮等分，煎汤服之。亦可为末，酒煮烂饭和丸，每盐汤下二三十丸。（圣济总录）。暴泄不止陈艾一把，生姜一块，水煎热服。（生生编）。粪后下血艾叶、生姜煎浓汁，服三合。（千金方）。野鸡痔病先以槐柳汤洗过，以艾灸上七壮，取效。郎中王及乘骡入西川，数日病痔大作，如胡瓜贯于肠头，其热如火，忽至僵仆，无计。有主邮者云：须灸即瘥。乃用上法灸三五壮，忽觉一道热气入肠中，因大转泻，血秽并出，泻后遂失胡瓜所在矣。（经验方）。妊娠下血张仲景曰：妇人有漏下者，有半产后下血不绝者，有妊娠下血者，并宜胶艾汤主之。阿胶二两，艾叶三两，芎䓖、甘草各二两，当归、地黄各三两，芍药四两，水五升，清酒三升，煮取三升，乃纳胶令消尽，每温服一升，日三服。（金匮要略）。妊娠胎动或腰痛，或抢心，或下血不止，或倒产子死腹中。艾叶一鸡子大，酒四升，煮二升，分二服。（肘后方）。胎动迫心作痛。艾叶鸡子大，以头醋四升，煎二升，分温服。（子母秘录）。妇人崩中连日不止。熟艾鸡子大，

本草纲目

阿胶炒为末半两，干姜一钱，水五盏，先煮艾姜至二盏半，倾出，入胶烊化，分三服，一日服尽。（初虞世古今录验）。产后泻血不止。干艾叶半两，炙熟老生姜半两，浓煎汤，一服止，妙。（孟诜食疗本草）。产后腹痛欲死，因感寒起者。陈蕲艾二斤，焙干，捣铺脐上，以绢覆住，熨斗熨之，待口中艾气出，则痛自止矣。（杨诚经验方）。忽然吐血一二口，或心衄，或内崩。熟艾三团，水五升，煮二升服。一方：烧灰水服二钱。（千金方）。鼻血不止艾灰吹之。亦可以艾叶煎服。（圣惠方）。盗汗不止熟艾二钱，白茯神三钱，乌梅三个，水一钟，煎八分，临卧温服。（通妙真人方）。火眼肿痛以艾烧烟起，用碗覆之，候烟尽，碗上刮煤下，以温水调化洗眼，即瘥。更入黄连尤佳。（斗门方）。面上䵟䵳艾灰、桑灰各三升，以水淋汁，再淋至三遍，以五色布纳于中，同煎，令可丸时，每以少许傅之，自烂脱，甚妙。（外台秘要）。妇人面疮名粉花疮。以定粉五钱，菜子油调泥碗内，用艾一二团，烧烟熏之，候烟尽，覆地上一夜，取出调搽，永无瘢痕，亦易生肉。（谈野翁试验方）。身面疣目艾火灸三壮即除。（圣惠方）。鹅掌风病蕲艾真者四五两，水四五碗，煮五六滚，入大口瓶内盛之，用麻布二层缚之，将手心放瓶上熏之，如冷再热，如神。（陆氏积德堂方）。疥疮熏法熟蕲艾一两，木鳖子三钱，雄黄二钱，硫黄一钱，为末，揉入艾中，分作四条。每以一条安阴阳瓦中，置被里烘熏，后服通圣散。（医方摘要）。小儿疳疮艾叶一两，水一升，煮取四合，分三服。（备急方）。小儿烂疮艾叶烧灰傅之，良。（子母秘录）。臁疮口冷不合。熟艾烧烟熏之。（经验方）。白癞风疮干艾随多少，以浸曲酿酒如常法，日饮之，觉痹即瘥。（肘后方）。疔疮肿毒艾蒿一担烧灰，于竹筒中淋取汁，以一二合，和石灰如糊。先以针刺疮至痛，乃点药三遍，其根自拔。玉山韩光以此治人神验。贞观初，衢州徐使君访得此方。予用治三十余人，得效。（孙真人千金方）。发背初起未成，及诸热肿。以湿纸拓上，先干处是头，著艾灸之。不论壮数，痛者灸至不痛，不痛者灸至痛乃止。其毒即散，不散亦免内攻。（李绛兵部手集）。痈疽不合疮口冷滞。以北艾煎汤洗后，白胶熏之。（直指方）。咽喉骨哽用生艾蒿数升，水、酒共一斗，煮四升，细细饮之，当下。（外台秘要）。误吞铜钱艾蒿一把，水五升，煎一升，顿服便下。（钱相公箧中方）。诸虫蛇伤艾灸数壮甚良。（集简方）。风虫牙痛化蜡少许，摊纸上，铺艾，以箸卷成筒，烧烟，随左右熏鼻，吸烟令满口，呵气，即疼止肿消。靳季谦病此月余，一试即愈。（普济方）。

实【气味】苦、辛，暖，无毒。

【主治】明目，疗一切鬼气。甄权壮阳，助水脏腰膝，及暖子宫。大明

【发明】〔诜曰〕艾子和干姜等分，为末，蜜丸梧子大。空心每服三十丸，以饭三五匙压之，日再服。治百恶气，其鬼神速走出。田野之人，与此甚相宜也。

【附录】夏台〔别录有名未用曰〕味甘，主百疾，济绝气。〔弘景曰〕此药神奇乃尔，不复识用，可恨也。〔时珍曰〕艾名冰台，此名夏台，艾灸百病能回绝气，此主百病济绝气，恐是一物重出也，故附于艾后。

九牛草

（宋《图经》）

【集解】〔颂曰〕生筠州山冈上。二月生苗，独茎，高一尺。叶似艾叶，圆而长，背有白毛，面青。

本草纲目 第七卷 草部

葵

（《本经》上品）

【校正】自菜部移入此。

【释名】露葵纲目。滑菜〔时珍曰〕按《尔雅》翼云：葵者，揆也。葵叶倾日，不使照其根，乃智以揆之也。古人采葵必待露解，故曰露葵。今人呼为滑菜，言其性也。古者葵为五菜之主，今不复食之，故移入此。

【集解】〔别录曰〕冬葵子生少室山。〔弘景曰〕以秋种葵，覆养经冬，到春作子者，谓之冬葵，入药性至滑利。春葵子亦滑，不堪药用，故是常葵耳。术家取葵子微炒，烊炸（音毕乍）散着湿地，遍踏之，朝种暮生，远不过宿。〔恭曰〕此即常食之葵也。有数种，皆不入药用。〔颂曰〕葵处处有之。苗叶作菜茹更甘美。冬葵子古方入药最多。葵有蜀葵、锦葵、黄葵、终葵、菟葵，皆有功用。〔时珍曰〕葵菜古人种为常食，今之种者颇鲜。有紫茎、白茎二种，以白茎为胜。大叶小花，花紫黄色，其最小者名鸭脚葵。其实大如指顶，皮薄而扁，实内子轻虚如榆荚仁。四五月种者可留子。六七月种者为秋葵，八九月种者为冬葵，经年收采。正月复种者为春葵。然宿根至春亦生。按王祯农书云：葵，阳草也。其菜易生，郊野甚多，不

苗

【气味】微苦，有小毒。

【主治】解风劳，治身体痛。与甘草同煎服，不入众药用。苏颂

五月采苗用。〔时珍曰〕陈嘉谟本草蒙筌以此为蕲艾，谬矣。

拘肥瘠地皆有之。为百菜之主，备四时之馔。本丰而耐旱，味甘而无毒。可防荒俭，可以菹腊，其枯槁可为榜簇，根子又能疗疾，诚无遗弃。蔬茹之要品，民生之资益者也。而今人不复食之，亦无种者。

苗

【气味】甘，寒，滑，无毒。为百菜主，其心伤人。别录〔弘景曰〕葵叶尤冷利，不可多食。〔颂曰〕作菜茹甚甘美，但性滑利，不益人。〔诜曰〕其性虽冷，若热食之，令人热闷动风气。四季月食之，发宿疾。天行病后食之，令人失明。霜葵生食，动五种留饮，吐水。凡服百药，忌食其心，心有毒也。黄背紫茎者，勿食之。不可合鲤鱼黍米鲊食，害人。〔时珍曰〕凡被狂犬咬者，永不可食，食之即发。食葵须用蒜，蒜勿食之。又伏硫黄。

【主治】脾之菜也。宜脾，利胃气，滑大肠。思邈宜导积滞，妊妇食之，胎滑易生。苏颂煮汁服，利小肠，治时行黄病。干叶为末及烧灰服，治金疮出血。甄权除客热，治恶疮，散脓血，女人带下，小儿热毒下痢丹毒，并宜食之。汪颖服丹石人宜食。孟诜润燥利窍，功与子同。同上。

【发明】〔张从正曰〕凡久病大便涩滞者，宜食葵菜，自然通利，乃滑以养窍也。〔时珍曰〕按唐王焘外台秘要云：天行斑疮，须臾遍身，皆戴白浆，此恶毒气也。高宗永徽四年，此疮自西域东流于海内。但煮葵菜叶以蒜齑啖之，则止。又圣惠方亦云：小儿发斑，用生葵菜叶绞汁，少少与服，散恶毒气。按此即今痘疮也。今之治者，惟恐其大小二便频数，泄其元气，痘不起发。葵菜滑窍，能利二便，似不相宜，而昔人赖之。岂古今运气不同，故治法亦随时变易欤？

【附方】旧四，新三。天行斑疮方见上。肉锥怪疾有人手足甲忽长，倒生刺肉，如锥痛不可忍者，但食葵菜即愈。（夏子益奇疾方）。诸瘘不合先以泔清温洗，拭净，取葵菜微火烘暖贴之。不过二三百叶，引脓尽，即肉生也。忌诸鱼、蒜、房事。（必效方）。汤火伤疮葵菜为末傅之。（食物本草）。蛇蝎螫伤葵菜捣汁服之。（千金方）。误吞铜钱葵菜捣汁冷饮。（普济方）。丹石发动口干咳嗽者。每食后饮冬月葵齑汁一盏，便卧少时。（食疗本草）。

根

【气味】甘，寒，无毒。

【主治】恶疮，疗淋，利小便，解蜀椒毒。别录小儿吞钱不出，煮汁饮之，神妙。甄权治痄疮出黄汁。孟诜利窍滑胎，止消渴，散恶毒气。时珍。

【附方】旧五，新七。二便不通胀急者。生冬葵根二斤，捣汁三合，生姜四两，取汁一合，和匀，分二服。连用即通也。消渴引饮小便不利。葵根五两，水三大盏，煮汁，平旦服，日一服。并（圣惠方）。消中尿多日夜尿七八升。冬葵根五斤，水五斗，煮三斗。每日平旦服二升。（外台秘要）。瘭疽恶毒肉中忽生一颗子，大如豆粟，或如梅李，或赤或黑，或白或青，其廉有核，核有深根，应心，能烂筋骨，毒入脏腑即杀人。但饮葵根汁，可折其热毒。子死。葵根茎烧灰，酒服方寸匕，日三。（千金方）。妒乳乳痈葵茎及子为末，酒服方寸匕，日二。（昝殷产宝）。身面疖疮出黄汁者。葵根烧灰，和猪脂涂之。（食疗本草）。小儿紧唇葵根烧灰，酥调涂之。（圣惠方）。口吻生疮用经年葵根烧灰末傅之。（外台秘要）。小儿蓐疮葵根烧灰傅之。（外台秘要）。蛇虺螫伤葵根捣涂之。（古今录验）。解防葵毒葵根捣汁饮之。（千金方）。

冬葵子

〔别录曰〕十二月采之。〔机曰〕子乃春生，不应十二月可采也。

【气味】甘，寒，滑，无毒。黄芩为之使。

【主治】五脏六腑，寒热羸瘦，五癃，利小便。久服坚骨长肌肉，轻身延年。本经疗妇人乳难内闭，肿痛。别录出痈疽头。孟诜下丹石毒。弘景通大便，消水气，滑胎治痢。时珍。

【发明】〔时珍曰〕葵气味俱薄，淡滑为阳，故能利窍通乳，消肿滑胎也。其根叶与子功用相同。按陈自明妇人良方云：乳妇气脉壅塞，乳汁不行，及经络凝滞，奶房胀痛，留蓄作痈毒者。用葵菜子炒香、缩砂仁等分，为末，热酒服二钱。此药滋气脉，通营卫，行津液，极验。乃上蔡张不愚方也。

【附方】旧八，新十二。大便不通十日至一月者。肘后方：冬葵子三升，水四升，煮取一升服。不瘥更作。圣惠：用葵子末，人乳汁等分，和服立通。关格胀满大小便不通，欲死者。肘后方：用葵子二升，水四升，煮取一升，纳猪脂一丸如鸡子，顿服。千金：用葵子为末，猪脂和丸梧子大。每服五十丸，效止。小便血淋葵子一升，水三升，煮汁，日三服。（千金方）妊娠患淋冬葵子一升，水三升，煮二升，分服。（集验方）。妊娠下血方同上。产后淋沥不通。用葵子一合，朴消八分，水二升，煎八合，下消服之。（千金方）。妊娠水肿身重，小便不利，洒淅恶寒，起即头眩。用葵子、茯苓各三两，为散。饮服方寸匕，日三服，小便利则愈。若转胞者，加发灰，神效。（金匮要略）。生产困闷冬葵子一合，捣破，水二升，煮汁半升，顿服，少时便产。昔有人如此服之，登厕，立扑儿于厕中也。倒生口噤冬葵子炒黄为末，酒服二钱匕，效。（昝殷产宝）。乳汁不通方见发明。胎死腹中葵子为末，酒服方寸匕。若口噤不开者，灌之，药下即苏。（千金方）。胞衣不下冬葵子一合，牛膝一两，水二升，煎一升服。（千金方）。血痢产痢冬葵子为末，每服二钱，入蜡茶一钱，沸汤调服，日三。（圣惠方）。疟疾邪热冬葵子阴干为末，酒服二钱。午日取花接手，亦去疟。（圣惠方）。痈肿无头孟诜曰：三日后，取葵子一百粒，水吞之当日即开也。经验方云：只吞一粒即破。如吞两粒，则有两头也。便毒初起冬葵子末，酒服二钱。（儒门事亲）。解蜀椒毒冬葵疮冬葵子、柏子仁、茯苓、瓜瓣各一两，为末。食后酒服方寸匕，日三服。（陶隐居方）。面上疱子煮汁饮之。（千金方）。伤寒劳复葵子二升，梁米一升，煮粥食，取汗立安。（圣惠方）。

鹿蹄草

（《纲目》）

【释名】小秦王草纲目。秦王试剑草〔时珍曰〕鹿蹄象叶形。能合金疮，故名试剑草。又山慈姑亦名鹿蹄，与此不同。

【集解】〔时珍曰〕按轩辕述宝藏论云：鹿蹄多生江广平陆及寺院荒处，淮北绝少，川陕亦有。苗似堇菜，而叶颇大，背紫色。春生紫花。结青实，如天茄子。可制雌黄、丹砂。

【气味】缺。

【主治】金疮出血，捣涂即止。又涂一切蛇虫犬咬毒。时珍。

迎春花

（《纲目》）

【集解】〔时珍曰〕处处人家栽插之，丛生，高者二三尺，方茎厚叶。正月初开小花，状如瑞香，花黄色，不结实。叶如初生小椒叶而无齿，面青背淡。对节生小枝，一枝三叶。

叶

【气味】苦，涩，平，无毒。

【主治】肿毒恶疮，阴干研末，酒服二三钱，出汗便瘥。卫生易简方。

决明

（《本经》上品）

【释名】〔时珍曰〕此马蹄决明也，以明目之功而名。又有草决明、石决明，皆同功者。苘子，陶氏所谓萋蒿是也。

【集解】〔别录曰〕决明子生龙门川泽，十月十日采，阴干百日。〔弘景曰〕龙门在长安北。今处处有之。叶如茳芒子。形似马蹄，呼为马蹄决明，用之当捣碎。又别有草决明，是萋蒿子，在下品中。〔颂曰〕今处处人家园圃所莳。夏初生苗，高三四尺许。根带紫色。叶似苜蓿而大。七月开黄花，结角。其子如青绿豆而锐，十月采之。按尔雅：薢茩，决光。郭璞释云：药草决明也。叶黄锐，赤华，实如山茱萸。或曰陵也。关西谓之薢茩（音皆苟）。其说与此种颇不类。又有一种马蹄决明，叶如江豆，子形似马蹄。〔宗

本草纲目

〔颂曰〕决明，苗高四五尺，春亦为蔬。秋深结角，其子生角中如羊肾。今湖南北人家所种甚多，或在村野成段。蜀本图经言叶似苜蓿而阔大者，甚为允当。〔时珍曰〕决明有二种：一种马蹄决明，茎为三四尺，叶大于苜蓿，而本小末尖，昼开夜合，两两相帖。秋开淡黄花五出，结角如初生细豇豆，长五六寸。角中子数十粒，参差相连，状如马蹄，青绿色，入眼目药最良。一种茳芒决明，救荒本草所谓山扁豆是也。苗茎似马蹄决明，但叶之本小末尖，正似槐叶，夜亦不合。秋开深黄花五出，结角大如小指，长二寸许。角中子成数列，状如黄葵子而扁，其色褐，味甘滑。二种苗叶皆可作酒曲，俗呼为独占缸。但茳芒嫩苗及花与角子皆可瀹茹及点茶食，而马蹄决明苗角皆韧苦，不可食也。苏颂言薢茩即决明，殊不类，恐别一物也。

子

【气味】咸，平，无毒。〔别录曰〕苦、甘，微寒。〔之才曰〕蓍实为之使，恶大麻子。

【主治】青盲目淫，肤赤白膜，眼赤泪出。久服益精光，轻身。本经疗唇口青。别录助肝气，益精。以水调末涂，消肿毒。熁太阳穴，治头痛。又贴脑心，止鼻洪。作枕，治头风明目，甚于黑豆。日华治肝热风眼赤泪。每旦取一匙挼净，空心吞之，百日后夜见物光。甄权益肾，解蛇毒。震亨叶作菜食，利五脏明目，甚良。甄权。

【发明】〔时珍曰〕相感志言：圃中种决明，蛇不敢入。丹溪朱氏言决明解蛇毒，本于此也。王旻山居录言：春月种决明，叶生采食，其花阴干亦可食。切忌泡茶，多食无不患风。按马蹄决明苗角皆韧而苦，不宜于食。纵食之，有利五脏明目之功，何遂至于患风耶？又刘绩霏雪录言：人家不可种决明，生子多跛。此迂儒误听之说也，不可信。

【附方】旧一，新七。积年失明决明子二升为末，每食后粥饮服方寸匕。（外台秘要）。青盲雀目决明一升，地肤子五两，为末米饮丸梧子大，每米饮下二三十丸。（普济方）。补肝明目决明子一升，蔓菁子二升，以酒五升煮，暴干为末。每饮服二钱，温水下，日二服。（圣惠方）。目赤肿痛决明子炒研，茶调傅两太阳穴，干则易之，一夜即愈。（医方摘玄）。头风热痛方同上。鼻衄不止方见主治。癣疮延蔓决明子一两为末，入水银，轻粉少许研不见星，擦破上药，立瘥，此东坡家藏方也。（奇效良方）。发背初起草决明生用一升捣，生甘草一两水三升，煮一升，分二服。大抵血滞则生疮，肝主藏血，决明和肝气不损元气也。（许学士本事方）。

【附录】

茳芒拾遗。［藏器曰］陶云：决明叶如茳芒。按茳芒生道旁，叶小于决明，性平无毒，火炙作饮极香，除痰止渴，令人不睡，调中，隋稠禅师采作五色饮以进炀帝者是也。又有茳芏，字从土，音吐，一名江蓠子，乃草似莞，生海边，可为席者，与决明叶不相类。［时珍曰］茳芒亦决明之一种，故俗犹称独占缸。说见前集解下。

合明草拾遗。［藏器曰］味甘，寒，无毒。主暴热淋，小便赤涩，小儿瘈病，明目下水，止血痢，捣绞汁服。生下湿地，叶如四出花，向夜叶即合。

狗舌草

（《唐本草》）

【集解】〔恭曰〕狗舌生渠堑湿地，丛生。叶似车前而无文理，抽茎开花，黄白色。四月、五月采茎，暴干。

【气味】苦，寒，有小毒。

【主治】蛊疥瘙疮，杀小虫。为末和涂之，即瘥。苏恭。

狗尾草

（《纲目》）

【释名】莠音酉，光明草纲目。阿罗汉草〔时珍曰〕莠草秀而不实，故字从秀。穗形象狗尾，故俗名狗尾。其茎治目痛，故方士称为光明草、阿罗汉草。

【集解】〔时珍曰〕原野垣墙多生之。苗叶似粟而小，其穗亦似粟，黄白色而无实。采茎筒盛，以治目病。恶莠之乱苗，即此也。

茎【主治】疣目，贯发穿之，即干灭也。凡赤眼拳毛倒睫者，翻转目睑，以一二茎蘸水戛去恶血，甚良。时珍。

连翘

（《本经》下品）

【校正】并入有名未用本经翘根。

【释名】连（尔雅）、异翘（尔雅）、旱莲子、药性兰华（吴普）、三廉（别录）、根名连轺（仲景）、竹根（别录）。〔恭曰〕连翘亦不翘出众草。太山山谷间甚多。其子折之，片片相比如翘，应以此得名耳。〔时珍曰〕按尔雅云：连，异翘。则是本名连，又名异翘，人因合称为连翘矣。连轺亦作连苕，即本经下品翘根是也。唐苏恭修本草退入有名未用中，今并为一。旱莲乃小翘，人以为鳢肠者，故同名。

【集解】〔别录曰〕连翘生太山山谷，八月采，阴干。〔弘景曰〕处处有之。今用茎连花实。〔恭曰〕此物有两种：大翘，小翘。大翘生下湿地，叶狭长如水苏，花黄可爱，着子似椿实之未开者，作房翘出众草。其小翘生冈原之上，叶花实皆似大翘而小细。山南人并用之，今长安惟用大翘子，不用茎花也。〔颂曰〕今近汴京及河中、江宁、润、淄、泽、兖、鼎、岳、利诸州，南康军皆有之。有大小二种：大翘生下湿地或山冈上，青叶狭长，如榆叶、水苏辈，茎赤色，高三四尺，独茎，梢间开花黄色，秋结实似莲，内作房瓣，根黄如蒿根，八月采房。其小翘生冈原之上，花叶实皆似大翘而细。南方生者，叶狭而小，茎短，才高二三尺，花亦黄，实房黄黑，内含黑子如粟粒，亦名旱莲，南人用花叶。今南方医家说云：连翘有二种：一种似椿实之未开者，壳小坚而外完，无跗萼，剖之则中解，气甚芳馥，其实才干，振之皆落，不着茎也；一种乃如菡萏，壳柔，外有跗萼抱之，而无解脉，亦无香气，干之虽久，着茎不脱，此甚相异，此种江南下泽间极多。如椿实者，乃自蜀中来，入用胜似江南者。据本草则亦当蜀中者为胜，然未见其茎叶也。

【气味】苦，平，无毒。【元素曰】性凉味苦，气味俱薄，轻清而浮，升也阳也。手搓用之。【好古曰】阴中阳也。入手足少阳手阳明经，又入手少阴经。【时珍曰】微苦、辛。

【主治】寒热鼠瘘瘰疬，痈肿恶疮瘿瘤，结热蛊毒。本经去白虫。别录通利五淋，小便不通，除脾胃湿热，治中部血证，以为使。震亨治耳聋浑浑焞焞。好古。甄权通小肠，排脓，治疮疖，止痛，通月经。大明散诸经血结气聚，消肿。李杲泻心火，除心家客热。

【发明】【元素曰】连翘之用有三：泻心经客热，一也；去上焦诸热，二也；为疮家圣药，三也。【杲曰】十二经疮药中不可无此，乃结者散之之义。【好古曰】手足少阳之药，治疮疡瘤瘿核有神，与柴胡同功，但分气血之异尔。与鼠黏子同用治疮疡，别有神功。【时珍曰】连翘状似人心，两片合成，其中有仁甚香，乃少阴心经、厥阴包络气分主药也。诸痛痒疮皆属心火，故为十二经疮家圣药，而兼治手足少阳手阳明三经气分之热也。

【附方】旧一，新二。瘰疬结核连翘、脂麻等分，为末，时时食之。（简便方）。项边马刀属少阳经。用连翘二斤，瞿麦一斤，大黄三两，甘草半两。每用一两，以水一碗半，煎七分，食后热服。十余日后，灸临泣穴二七壮，六十日决效。（张洁古活法机要）。痔疮肿痛连翘煎汤熏洗，后以刀上飞过绿矾入麝香贴之。（集验方）。

茎叶

【主治】心肺积热。时珍。

翘根

【气味】甘，寒、平，有小毒。【普曰】神农、雷公：甘，有毒。李当之：苦。【好古曰】苦，寒。

【主治】下热气，益阴精，令人面悦好，明目。久服轻身耐老。本经以作蒸饮酒病人。别录治伤寒淤热欲发黄。时珍。

【发明】【本经曰】翘根生嵩高平泽，二月、八月采。【弘景曰】方药不用。【好古曰】此即连翘根也。能下热气，故张仲景治伤寒淤热在里，麻黄连轺赤小豆汤用之。注云：即连翘根也。

【附方】新一。痈疽肿毒连翘草及根各一升，水一斗六升，煮汁三升服取汗。（外台秘要）。

鸢尾
（《本经》下品）

【释名】乌园本经，根名鸢头。【时珍曰】并以形命名。乌园当作乌鸢。

【集解】【别录曰】乌鸢生九疑山谷。五月采。【弘景曰】方家言是射干苗，而主疗亦异，当别是一种。方用鸢头，当是其根，疗体相似，而本草不题。【恭曰】此草所在有之，人家亦种。叶似射干而阔短，不抽长茎，花紫碧色。根似高良姜，皮黄肉白，嚼之戟人咽喉，与射干全别。射干花红，抽茎长，根黄有白。〔保升曰〕草名鸢尾，根名鸢头，亦谓之鸢根。叶似射干，布地生。黑根似高良姜而节大，数个相连。九月十月采根，日干。〔时珍曰〕此即射干之苗，非别一种也。肥地者茎长根粗，瘠地者茎短根瘦。其花自有数色。诸家皆是强分。陈延之小品方，言东海鸢头即由跋者，亦讹也。东海出之故耳。

【气味】 苦，平，有毒。〔恭曰〕有小毒。

【主治】 蛊毒邪气，鬼疰诸毒，破癥瘕积聚去水，下三虫。本经杀鬼魅，疗头眩。别录。

【附方】 旧一，新一。飞尸游蛊着喉中，气欲绝者。鸢尾根削去皮，纳喉中，摩病处，令血出为佳。（陈藏器本草拾遗）。鬼魅邪气四物鸢头散：东海鸢头、黄牙即金牙、莨菪子、防葵，为末，酒服方寸匕。欲令病人见鬼，增防葵一分；欲令知鬼，又增一分，立验。不可多服。（陈延之小品方）。

凤仙

（《纲目》）

【释名】 急性子救荒，旱珍珠纲目，金凤花纲目，小桃红救荒，夹竹桃救荒，海蒳音纳，染指甲草救荒菊婢。〔时珍曰〕其花头翅尾足，俱具，翘然如凤状，故以名之。女人采其花及叶包染指甲，其实状如小桃，老则迸裂，故有指甲、急性、小桃诸名。宋光宗李后讳凤，宫中呼为好女儿花。张宛丘呼为菊婢。韦君呼为羽客。

【集解】 〔时珍曰〕凤仙人家多种之，极易生。二月下子，五月可再种。苗高二三尺，茎有红白二色，其大如指，中空而脆。叶长而尖，似桃柳叶而有锯齿。桠间开花，或黄或白，或红或紫，或碧或杂色，亦自变易，状如飞禽，自夏初至秋尽，开谢相续。结实累然，大如樱桃，其形微长，色如毛桃，生青熟黄，犯之即自裂，皮卷如拳，苞中有子似萝卜子而小，褐色。人采其肥茎汋醋，以充蒌笋。嫩华渫，浸一宿，亦可食。但此草不生虫蠹，蜂蝶亦不近，恐亦不能无毒也。

子【气味】微苦，温，有小毒。

【主治】产难，积块噎膈，下骨哽，透骨通窍。时珍。

【发明】（时珍曰）凤仙子其性急速，故能透骨软坚。庖人烹鱼肉硬者，投数粒即易软烂，是其验也。缘其透骨，最能损齿，与玉簪根同，凡服者不可着齿也。多用亦戟人咽。

【附方】新五。产难催生凤仙子二钱，研末。水服，勿近牙。不可多用，即急性子也。（集简方）。外以蓖麻子随年数捣涂足心。（摘玄方）。噎食不下凤仙花子酒浸三宿，晒干为末，酒丸绿豆大。每服八粒，温酒下。不可近牙。或为末吹之。（普济方）。咽中骨哽欲死者。白凤仙子研水一大呷，以竹筒灌入咽，其物即软。（摘玄方）。小儿痞积急性子、水茬花子、大黄各一两，俱生研末。每味取五钱，外用皮消一两拌匀。将白鹁鸽一个，或白鸭亦可，去毛屎，剖腹，勿犯水，以布拭净，将末装入内，用绵扎定，沙锅内入水三碗，重重纸封，以小火煮干，将鸽鸭翻调焙黄色，冷定。早辰食之，日西时疾软，三日大便下血，病去矣。忌冷物百日。（孙天仁集效方）。

花【气味】甘，滑，温，无毒。

【主治】蛇伤，擂酒服即解。又治腰胁引痛不可忍者，研饼晒干为末，空心每酒服三钱，活血消积。时珍。

【附方】新一。风湿卧床不起。用金凤花、柏子仁、朴消、木瓜煎汤洗浴，每日二三次。内服独活寄生汤。（吴旻扶寿精方）。

根、叶【气味】苦，甘，辛，有小毒。

本草纲目

菟丝子

（《本经》上品）

【释名】菟缕别录，菟累别录，菟芦本经，菟丘广雅，玉女尔雅，唐蒙尔雅，火焰草纲目，野狐丝纲目，金线草。〔禹锡曰〕按吕氏春秋云：或谓菟丝无根也。其根不属地，茯苓是也。抱朴子云：菟丝之草，下有伏菟之根。无此菟，则丝不得生于上，然实不属也。伏菟抽则菟丝死。又云：菟丝初生之根，其形似兔。掘取割其血以和丹服，立能变化。则菟丝之名因此也。〔弘景曰〕旧言下有茯苓，上有菟丝，不必尔也。〔颂曰〕抱朴所说今未见，岂别一类乎？孙炎释尔雅云：唐也，蒙也，女萝也，菟丝也，一物四名，而本草唐蒙为一名。诗云：茑与女萝。毛苌云：女萝，菟丝也。而本草菟丝无女萝之名，惟松萝一名女萝。岂二物皆是寄生同名，而本草脱漏乎？〔震亨曰〕菟丝未尝与茯苓共类，女萝附松而生，不相关涉，皆承讹而言也。〔时珍曰〕毛诗注女萝即菟丝。吴普本草菟丝一名松萝。陆佃言在木为女萝，在草为菟丝。张揖广雅云：菟丘，菟丝也。女萝，松萝也。陆玑诗疏言菟丝二物殊别，皆由尔雅释诗误以为一物故也。

【主治】鸡鱼骨哽，误吞铜铁，杖扑肿痛，散血通经，软坚透骨。时珍。

【附方】新三。咽喉物哽金凤花根嚼烂噙咽，骨自下，鸡骨尤效。即以温水漱口，免损齿也。亦治误吞铜铁。（危氏得效方）。打杖肿痛凤仙花叶捣如泥，涂肿破处，干则又上，一夜血散，即愈。冬月收取干者研末，水和涂之。（叶廷器通变要法）。马患诸病白凤仙花连根叶熬膏。遇马有病，抹其眼四角上，即汗出而愈。（卫生易简方）。

蔓草上，黄赤如金；松萝蔓松上，生枝正青，无杂蔓者，皆得之。详见木部松萝下。又菟丝茯苓说，见茯苓下。

【集解】〔别录曰〕菟丝子生朝鲜川泽田野，蔓延草木之上。九月采实，暴干。色黄而细者为赤网，色浅而大者为菟累。功用并同。〔弘景曰〕田野墟落中甚多，皆浮生蓝、纻、麻、蒿上。其实仙经俗方并以为补药，须酒浸一宿用，宜丸不宜煮。〔大明曰〕苗茎似黄丝，无根株，多附田中，草被缠死，或生一叶。开花结子不分明，子如碎黍米粒，八月、九月以前采之。〔颂曰〕今近道亦有之，以菟句者为胜。夏生苗，初如细丝，遍地不能自起。得他草梗则缠绕而生，其根渐绝于地而寄空中。或云无根，假气而生，信然。延草物，其根自断。无叶有花，白色微红，香亦袭人。结实如秕豆而细，色黄，生于梗上尤佳，惟怀孟林中多有之，入药更良。〔时珍曰〕按宁献王庚辛玉册云：火焰草即菟丝子，阳草也。多生荒园古道。其子入地，初生有根，及长延草物，其根自断。无叶有花，白色微红，香亦袭人。结实如秕豆而细，色黄，生于梗上尤佳

子

【修治】〔敩曰〕凡使勿用天碧草子，真相似，只是味酸涩并黏也。菟丝采得，去壳了，用苦酒浸二日。漉出，以黄精自然汁相对，浸一宿。至明，用微火煎至干。入臼中，烧热铁杵，一去三千余杵，成粉用之。又法：酒浸四五日，蒸曝四五次，研作饼，焙干再研末。〔时珍曰〕凡用以温水淘去沙泥，酒浸一宿，曝干捣之。不尽者，再浸曝捣，须臾悉细。又法：酒浸四五日，蒸曝四五次，研作饼，焙干再研末。或云：曝干时，入纸条数枚同捣，即刻成粉，且省力也。

【气味】辛、甘，平，无毒。〔之才曰〕得酒良。薯蓣、松脂为之使。恶雚菌。

【主治】续绝伤，补不足，益气力，肥健人。本经养肌强阴，坚筋骨，主茎中寒，精自出，溺有余沥，

本草纲目

口苦燥渴，寒血为积。久服明目轻身延年。别录治男女虚冷，添精益髓，去腰疼膝冷，消渴热中。久服去面䵟，悦颜色。甄权补五劳七伤，治鬼交泄精，尿血，润心肺。大明补肝脏风虚。好古。

【发明】【敩曰】菟丝子禀中和凝正阳之气。【颂曰】抱朴子仙方单服法：取实一斗，酒一斗浸，曝干再浸又曝，令酒尽乃止，捣筛。每酒服二钱，日二服。此药治腰膝去风，兼能明目。久服令人光泽，老变为少。十日外，饮啖如汤沃雪也。助人筋脉。

【附方】旧六，新五。消渴不止菟丝子煎汁，任意饮之，以止为度。（事林广记）。阳气虚损简便方：用菟丝子，熟地黄等分，为末，酒糊丸梧子大。每服五十丸。气虚，人参汤下；气逆沉香汤下。经验方：用菟丝子，酒浸十日，水淘，杜仲焙研蜜炙一两，以薯蓣末酒煮糊丸梧子大。每空心酒下五十丸。白浊遗精茯菟丸：治思虑太过，心肾虚损，真阳不固，渐有遗沥，小便白浊，梦寐频泄。菟丝子五两，白茯苓三两，石莲肉二两，为末，酒糊丸梧子大。每服三五十丸，空心盐汤下。（和剂局方）。小便淋沥菟丝子煮汁饮（范汪方）。小便赤浊心肾不足，精少血燥，口干烦热，头运怔忡。菟丝子、麦门冬等分，为末，蜜丸梧子大。盐汤每下七十丸。腰膝疼痛或顽麻无力，菟丝子洗一两，牛膝一两，同入银器内，酒浸一寸，五分，暴为末，将原酒煮糊丸梧子大。每空心酒服二三十丸。经验方。肝伤目暗菟丝子三两，酒浸三日，暴干为末，鸡子白和丸梧子大。空心温酒下三十丸。（圣惠方）。身面卒肿洪大。用菟丝子一升，酒五升，渍二三宿，每饮一升，日三服。不消再造。（肘后方）。妇人横生菟丝子末，酒服二钱，一加车前子等分。（圣惠方）。眉炼癣疮菟丝子炒研，油调傅之。（山居四要）。谷道赤痛菟丝子熬黄黑，为末，鸡子白和涂之。（肘后方）。痔如虫咬方同上。

苗

【气味】甘，平，无毒。玉册云：汁伏三黄、硫、汞、结草砂。

【主治】研汁涂面皯，去面。本经捣碎煎汤，浴小儿，疗热痱。弘景。

【附方】旧二，新一。面疮粉刺菟丝子苗，绞汁涂之，不过三上。（肘后方）。小儿头疮菟丝苗，煮汤频洗之。（子母秘录）。目中赤痛野狐浆草，捣汁点之。（圣惠方）。

【附录】难火兰拾遗【藏器曰】味酸，温，无毒。主冷气风痹，开胃下食，去腹胀。久服明目。生巴中胡国。状似菟丝子而微长。

覆盆子

（《别录》上品）

【校正】自果部移入此。

【释名】茥尔雅。音奎。缺盆尔雅，西国草图经，毕楞伽图经，大麦莓音浣，插田藨音苞，乌藨子纲目

【宗奭曰】益肾脏，缩小便，服之当覆其溺器，如此取名也。【时珍曰】

【当之曰】子似覆盆之形，故名之。

【集解】【别录曰】五月采。【藏器曰】佛说苏密那花点灯，正言此花也。其类有三种，以四月熟，五月子熟，其色乌赤，故俗名乌藨、大麦莓、插田藨，亦曰栽秧藨。甄权本草一名马瘘，一名陆荆，殊无义意。【宗奭曰】处处有之，秦州、永兴、状如覆盆，味甘美者为是，余不堪入药。今人取茅莓当覆盆，误矣。

华州尤多。长条，四五月红熟，山中人及时采来卖。其味酸甘，外如荔枝，大如樱桃，软红可爱。失时则就枝生蛆，食之多热。收时五六分熟便可采，烈日曝干。今人取汁作煎为果。采时著水，则不堪煎。〔时珍曰〕蓬蘽子以八九月熟，故谓之割田藨。覆盆以四五月熟，故谓之插田藨，正与别录五月采相合。二藨熟时色皆乌赤，故能补肾。其四五月熟而色红者，乃藕田藨也，不入药用。陈氏所谓以茅莓当覆盆者，盖指此也。

【正误】〔诜曰〕覆盆江东名悬钩子，大小形状气味功力同。北土无悬钩，南地无覆盆，是土地有前后生，非两种物也。〔时珍曰〕南土覆盆极多。悬钩是树生，覆盆是藤生，子状虽同，而覆盆色乌赤，悬钩色红赤，功亦不同，今正之。

【修治】〔诜曰〕覆盆子五月采之，烈日曝干。不尔易烂。〔雷曰〕凡使用东流水淘去黄叶并皮蒂，取子以酒拌蒸一宿，以东流水淘两遍，又晒干方用。〔时珍曰〕采得捣作薄饼，晒干密贮，临时以酒拌蒸尤妙。

【气味】甘，平，无毒。〔权曰〕甘、辛，微热。

【主治】益气轻身，令发不白。别录补虚续绝，强阴健阳，悦泽肌肤，安和五脏，温中益力，疗痨损风虚，补肝明目。并宜捣筛，每旦水服三钱。马志男子肾精虚竭，阴痿能令坚长。女子食之有子。权食之令人好颜色。藏器益肾脏，缩小便。取汁同少蜜煎为稀膏，点服，治肺气虚寒。宗奭。榨汁涂发不白。

【发明】〔时珍曰〕覆盆、蓬蘽，功用大抵相近，虽是二物，其实一类而二种也。一早熟，一晚熟，兼用无妨，其补益与桑椹同功。若树莓则不可混采者也。

【附方】新一。阳事不起覆盆子，酒浸焙研为末。每旦酒服三钱。集简方。

叶

【气味】微酸、咸，平，无毒。

【主治】挼绞取汁，滴目中，去肤赤，出虫如丝线。藏器明目止泪，收湿气。时珍。

【发明】〔颂曰〕按崔元亮海上集验方：治目暗不见物，冷泪浸淫不止，及青盲、天行目暗等疾。取西国草，一名毕楞伽，一名覆盆子，日曝干，捣极细，以薄绵裹之，用饮男乳汁浸，如人行八九里久。用点目中，即仰卧。不过三四日，视物如少年，禁酒、面、油物。〔时珍曰〕按洪迈夷坚志云：潭州赵太尉母病烂弦痖眼二十年。有老妪云：此中有虫，吾当除之。入山取草蔓叶，咀嚼，留汁入筒中。还以皂纱蒙眼，滴汁渍下弦。转盼间虫从纱上出，数日下弦干。复如法滴上弦，又得虫数十而愈。后以治人多验，乃覆盆子叶也，盖治眼妙品。

【附方】新二。牙疼点眼用覆盆子嫩叶捣汁，点目眦三四次，有虫随眵泪出成块也。无新叶，干者煎浓汁亦可。即大麦莓也。（摘玄方）。臁疮溃烂覆盆叶为末。用酸浆水洗后掺之，日一次，以愈为度。（直指方）。

根

【主治】痘后目翳，取根洗捣，澄粉日干，蜜和少许，点于翳丁上，日二三次自散。百日内治之，久即难疗。时珍，活幼口议。

月季花

（《纲目》）

【释名】月月红见下。胜春、瘦客、斗雪红。

【集解】〔时珍曰〕处处人家多栽插之，亦蔷薇类也。青茎长蔓硬刺，叶小于蔷薇，而花深红，千叶厚瓣，逐月开放，不结子也。

【气味】甘，温，无毒。

【主治】活血，消肿，傅毒。时珍。

【附方】新一。瘰疬未破用月季花头二钱，沉香五钱，芫花炒三钱，碎剉，入大鲫鱼腹中封固，酒、水各一盏，煮熟食之，即愈。鱼须安粪水内游死者方效。此是家传方，活人多矣。（谈野翁试验方）。

何首乌

（宋《开宝》）

【释名】交藤本传，夜合本传，地精本传，陈知白开宝，马肝石纲目，桃柳藤日华，九真藤纲目，赤葛斗门，疮帚纲目，红内消。〔大明曰〕其药本草无名，因何首乌见藤夜交，便即采食有功，因以采人为名尔。〔时珍曰〕汉武时，有马肝石能乌人发，故后人隐此名，亦曰马肝石。赤者能消肿毒，外科呼为疮帚、红内消。斗门方云：取根若获九数者，服之乃仙。故名九真藤。

【集解】〔颂曰〕何首乌本出顺州南河县，今在处有之，岭外、江南诸州皆有，以西洛、嵩山及河南柘城县者为胜。春生苗，蔓延竹木墙壁间，茎紫色。叶叶相对如薯蓣，而不光泽。夏秋开黄白花，结子有棱，似荞麦而杂小，才如粟大。秋冬取根，大者如拳，各有五棱瓣，似小甜瓜。有赤白二种：赤者雄，白者雌，一云：春采根，秋采花。九蒸九曝，乃可服。此药本名交藤，因何首乌服而得名也。唐元和七年，僧文象遇茅山老人，遂传此事。李翱乃著何首乌传云：何首乌者，顺州南河县人。祖名能嗣，父名延秀。能嗣本名田儿，生而阉弱，年五十八，无妻子，常慕道术，随师在山。一日醉卧山野，忽见有藤二株，相去三尺余，苗蔓相交，久而方解，解了又交。田儿惊讶其异，至旦遂掘其根归。问诸人，无识者。后有山老忽来。示之。答曰：子既无嗣，其藤乃异，此恐是神仙之药，何不服之？遂杵为末，空心酒服一钱。七日而思人道，数月似强健，因此常服，又加至二钱。经年旧疾皆痊，发乌容少。十年之内，即生数男，乃改名能嗣。又与其子延秀服，皆寿百六十岁。延秀生首乌。首乌服药，亦生数子，年百三十岁，发犹黑。有李安期者，与首乌乡里亲善，窃得方服，其寿亦长，遂叙其事传之云。何首乌，味甘性温无毒，茯苓为使。治五痔腰膝之病，冷气心痛，积年劳瘦痰癖，风虚败劣，长筋力，益精髓，壮气驻颜，黑发延年，妇人恶血痿黄，产后诸疾，赤白带下，毒气入腹，久痢不止，其功不可具述。一名野苗，二名交藤，三名夜合，四名地精，五名何首乌。本出处州，江南诸道皆有。苗如木藁，叶有光泽，形如桃柳，其背偏，皆单生不相对。有雌雄：雄者苗色黄白，雌者黄赤。根远不过三尺，夜则苗蔓相交，或隐化不见。春末、夏中、秋初三时，候晴明日兼雌雄采之。乘润以布帛拭去泥土，勿损皮，烈日曝干，密器贮之，每月再曝。用时去皮为末，酒下最良。遇有疾，即用茯苓汤下为使。凡服用偶日二、四、六、八日，服讫，以衣覆汗出，导

本草纲目

引尤良。忌猪肉血、羊血、无鳞鱼，触药无力。其根形大如拳连珠，其有形如鸟兽山岳之状者，珍也。掘得去皮生吃，得味甘甜，可休粮。赞曰：神效助道，著在仙书。雌雄相交，夜合昼疏。服之去谷，日居月诸。返老还少，变安病躯。有缘者遇，最尔自如。明州刺史李远附录云：何首乌以出南河县及岭南恩州、韶州、潮州、贺州、广州、潘州四会县者为上，邕州、桂州、康州、春州、高州、勒州、循州晋兴县出者次之，真仙草也。五十年者如拳大，号山奴，服之一年，发髭青黑；一百年者如碗大，号山哥，服之一年，颜色红悦；一百五十年者，如盆大，号山伯，服之一年，齿落更生；二百年者，如斗栲栳大，号山翁，服之一年，颜如童子，行及奔马；三百年者，如三斗栲栳大，号山精，纯阳之体，久服成地仙也。〔时珍曰〕凡诸名山、深山产者，即大而佳也。

根【修治】〔志曰〕春夏秋采其根，雌雄并用。乘湿以布拭去土，曝干。临时以苦竹刀切，米泔浸经宿，曝干，木杵臼捣之。忌铁器。〔慎微曰〕方用新采者，去皮，铜刀切薄片，入甑内，以瓷锅蒸之。旋以热水从上淋下，勿令满溢，直候无气息，乃取出曝干用。〔时珍曰〕近时治法：用何首乌赤白各一斤，竹刀刮去粗皮，米泔浸一夜，切片。用黑豆三斗，每次用三升三合三勺，以水泡过。砂锅内铺豆一层，首乌一层，重重铺尽，蒸之。豆熟，取出去豆，将何首乌晒干，再以豆蒸。如此九蒸九晒，乃用。

【气味】苦、涩、微温、无毒。〔时珍曰〕茯苓为之使。忌诸血、无鳞鱼、萝卜、蒜、葱、铁器，同于地黄。能伏朱砂。

【主治】瘰疬，消痈肿，疗头面风疮，治五痔，止心痛，益血气，黑髭发，悦颜色。久服长筋骨，益精髓，延年不老。亦治妇人产后及带下诸疾。开宝久服令人有子，治腹脏一切宿疾，冷气肠风。大明泻肝风。

好古

【发明】〔时珍曰〕何首乌，足厥阴、少阴药也。白者入气分，赤者入血分。肾主闭藏，肝主疏泄。此物气温，味苦涩。苦补肾，温补肝，涩能收敛精气。所以能养血益肝，固精益肾，健筋骨，乌髭发，为滋补良药。不寒不燥，功在地黄、天门冬诸药之上。气血太和，则风虚痹肿瘰疬诸疾可知矣。此药流传虽久，服者尚寡。嘉靖初，邵应节真人，以七宝美髯丹方上进。世宗肃皇帝服饵有效，连生皇嗣。于是何首乌之方，天下大行矣。宋怀州知州李治，与一武臣同官。怪其年七十余而轻健，面如渥丹，能饮食。叩其术，则服何首乌丸也。乃传其方。后治得病，盛暑中半体无汗，已二年，窃自忧之。造丸服至年余，汗遂浃体。其活血治风之功，大有补益。其方用赤白何首乌各半斤，米泔浸三夜，竹刀刮去皮，切焙，石臼为末，炼蜜丸梧子大。每空心温酒下五十丸。亦可末服。

【附方】旧四，新十二。七宝美髯丹乌须发，壮筋骨，固精气，续嗣延年。用赤白何首乌各一斤，米泔水浸三四日，瓷片刮去皮，用淘净黑豆二升，以砂锅木甑，铺豆及首乌，重重铺盖蒸之，豆熟，取出去豆，暴干，换豆再蒸，如此九次，暴干为末。赤白茯苓各一斤，去皮研末，以水淘去筋膜及浮者，取沉者捻块，以人乳十碗浸匀，晒干研末。牛膝八两去苗，酒浸一日，同何首乌第七次蒸之，至第九次止，晒干。当归八两，酒浸晒。菟丝子八两，酒浸生芽，研烂晒。补骨脂四两，以黑脂麻炒香。并忌铁器，石臼为末，炼蜜和丸弹子大，一百五十丸。每日三丸，侵晨温酒下，午时姜汤下，卧时盐汤下。其余并丸梧子大，每空心酒服一百丸，久服极验。忌见前。（积善堂方）。服食滋补和剂局方：何首乌丸：专壮筋骨，长精髓，补血气。久服黑须发，坚阳道，令人多子，轻身延年。月计不足，岁计有余。用何首乌三斤，铜刀切片，

本草纲目

干者以米泔水浸软切之。牛膝去苗一斤，切。以黑豆一斗，淘净。用木甑铺豆一层，铺药一层，重重铺尽，瓦锅蒸至豆熟。取出去豆曝干，换豆又蒸，如此三次。为末，蒸枣肉，和丸梧子大。每服三五十丸，空心温酒下。忌见前。郑岩山中丞方：只作赤白何首乌各半斤，去粗皮阴干，石臼杵末。每旦无灰酒服二钱。积善堂方：用赤白何首乌各半，极大者，八月采，以竹刀削去皮，切片，用米泔水浸一宿，晒干。以壮妇乳男儿乳汁拌晒三度，候干，木臼舂为末。以密云枣肉和杵，为丸如梧子大。每服二十丸，空心温酒、盐汤任下。一方不用人乳。笔峰杂兴方：用何首乌雌雄各半斤，分作四分：一分用至百丸止，空心温酒、盐汤任下。一方不用人乳。笔峰杂兴方：用何首乌雌雄各半斤，分作四分：一分用当归汁浸，一分生地黄汁浸，一分旱莲汁浸，一分人乳浸。三日取出，各曝干，瓦焙，石臼为末，蒸枣肉，和丸梧子大。每服四十丸，空心百沸汤下。禁忌见前。骨软风疾腰膝疼，行步不得，遍身瘙痒。用何首乌大而有花纹者，同牛膝各一斤，以好酒一升，浸七宿，曝干，木臼杵末，枣肉和丸梧子大。每一服三十五丸，空心酒下。（经验方）。宽筋治损伤何首乌十斤，生黑豆半斤，同煎熟，皂荚一斤烧存性，牵牛十两炒取头末，薄荷十两，木香、牛膝各五两，川乌头炮二两，为末，酒糊丸梧子大。每服三十丸，茶汤下。（永类方）。自汗不止何首乌末，津调，封脐中。（集简方）。肠风脏毒下血不止。何首乌二两，为末。食前米饮服二钱。（圣惠方）。皮里作痛不问何处。用何首乌末，姜汁调成膏涂之，以帛裹住，火炙鞋底熨之。（经验方）。小儿龟背龟尿调红内消，点背上骨节，久久自安。破伤血出何首乌末，傅之，即止。其叶如杏，其根如鸡卵，亦类疬子。取根洗净，日日生嚼，并取叶捣涂之，数服即止。其药久服，延年黑发，用之神效。（斗门方）。瘰疬结核或破或不破，下至胸前者，皆治之。用九真藤，一名赤葛，即何首乌，其叶如杏，其根如鸡卵，亦类疬子。取根洗净，日日生嚼，并取叶捣涂之，数服即止。其药久服，延年黑发，用之神效。（斗门方）。痈疽毒疮红内消不限多少，瓶中文武火熬煎，临熟入好无灰酒相等，再煎数沸，时时饮之。其滓焙研为末，酒煮面糊丸梧子大。空心温酒下三十丸，疾退宜常服之。即赤何首乌也，建昌产者良。（陈自明外科精要）。

大风疠疾何首乌大而有花文者一斤，米浸一七，九蒸九晒，胡麻四两，九蒸九晒，为末，每酒服二钱，日二。（圣惠方）。

疥癣满身不可治者。何首乌、艾叶等分，水煎浓汤洗浴。甚能解痛，生肌肉。（王衮博济方）。

常春藤

（《拾遗》）

【释名】常春藤。

【集解】[藏器曰]土鼓藤拾遗，龙鳞薜荔日华。[藏器曰]小儿取其藤，于地打作鼓声，故名土鼓。李邕改为常春藤。[藏器曰]生林薄间，作蔓绕草木上。其叶头尖。结子正圆，熟时如珠，碧色。

茎、叶

【气味】茎叶：苦。子：甘，温，无毒。

【主治】风血羸老，腹内诸冷血闭，强腰脚，变白。煮服、浸酒皆宜。藏器凡一切痈疽肿毒初起，取茎叶一握，研汁和酒温服，利下恶物，去其根本。时珍，外科精要。

【附方】新二。丁疮黑凹用发绳扎住。将尖叶薜荔捣汁，和蜜一盏服之。外以葱、蜜捣傅四围。圣惠方。

衄血不止龙鳞薜荔研水饮之。圣济录。

羊蹄

（《本经》下品）

【释名】蓄别录，秃菜弘景，败毒菜纲目，牛舌菜同，羊蹄大黄庚辛玉册，鬼目本经，东方宿同，连虫陆同，水黄芹俗子名，金荞麦。

[弘景曰]今人呼为秃菜，即蓄字音讹也。[时珍曰]羊蹄以根名，牛舌以叶形，名秃菜以治秃疮名也。诗小雅云：言采其蓫。陆机注云：蓫即蓄字，今之羊蹄也。幽州人谓之蓫。根似长芦菔而茎赤。亦可瀹为茹，滑美。郑樵通志指蓫为尔雅之菲及黄者，误矣。金荞麦以相似名。

【集解】[别录曰]羊蹄生陈留川泽。[保升曰]所在有之，生下湿地。春生苗，高者三四尺。叶狭长，颇似莴苣而色深。茎节间紫赤。开青白花成穗，结子三棱，夏中即枯。根似牛蒡而坚实。[宗奭曰]叶如菜中波薐，但无歧而色差青白，叶厚，花与子亦相似。叶可洁擦䃃石。子名金荞麦，烧炼家用以制铅、汞。[时珍曰]近水及湿地极多。叶长尺余，似牛舌之形，不似波薐。入夏起薹，开花结子，花叶一色。夏至即枯，秋深即生，凌冬不死。根长近尺，赤黄色，如大黄胡萝卜形。

根【气味】苦，寒，无毒。[恭曰]辛、苦，有小毒。[时珍曰]能制三黄、砒石、丹砂、水银。

【主治】头秃疥瘙，除热，女子阴蚀。本经浸淫疽痔，杀虫。别录疗蛊毒。恭治癣，杀一切虫。醋磨，贴肿毒。大明捣汁三三匙，入水半盏煎之，空腹温服，治产后风秘，殊验。宗奭

【发明】[震亨曰]羊蹄根属水，走血分。[颂曰]新采者，磨醋涂癣速效。亦煎作丸服。采根不限多少，捣绞汁一大升，白蜜半升，同熬如稠饧，更用防风末六两，搜和令可丸，丸如梧子大。草煎酒下二三十丸，日二三服。

【附方】旧六，新七。大便卒结羊蹄根一两，水一大盏，煎六分，温服。（圣惠方）。肠风下血败毒菜根洗切，用连皮老姜各半盏，同炒赤，以无灰酒淬之，碗盖少顷，去滓，任意饮。（永类方）。喉痹不语羊蹄独根者，勿见风日及妇人鸡犬，以三年醋研如泥，生布拭喉外令赤，涂之。（千金方）。面上紫块如钱大，或满面俱有。野大黄四两取汁，穿山甲十片烧存性，川椒末五钱，生姜四两取汁和研，生绢包擦。如干，入醋润湿。数次如初，累效。（陆氏积德堂方）。疬疡风驳羊蹄草根，于生铁上磨好醋，旋旋刮涂。入硫黄少许，更妙。日日用之。（圣惠方）。汗斑癜风羊蹄根二两，独科扫帚头一两，枯矾五钱，轻粉一钱，生姜半两，同杵如泥。以汤澡浴，用手抓患处起粗皮。以布包药，着力擦之。暖卧取汗，即愈也。乃盐山刘氏方，比用硫黄者更妙。（蔺氏经验方）。头风白屑羊蹄草根曝干杵末，同羊胆汁涂之，永除。（圣惠方）。头上白秃独根羊蹄，勿见妇女、鸡犬、风日，以陈醋研如泥，生布擦赤傅之，日一次。（肘后方）。癣久不瘥简要济众方：用羊蹄根杵绞汁，入轻粉少许，和如膏，涂之。三五次即愈。千金方：治细癣。用羊蹄根，捣三钱，入川百药煎二钱，白梅肉擂匀，以井华水一盏，滤汁澄清。天明空心毒菜根独生者，即羊蹄根，捣三钱，和如膏，涂之。三五次即愈。千金方：治细癣。用羊蹄根五升，桑柴灰汁煮三五沸，取服之。不宜食热物。其滓抓破擦之。三次即愈。仍以羊蹄汁和矾末涂之。漏瘤湿癣浸淫日广，痒不可忍，愈后复发，出黄水。羊蹄根捣，和大醋，汁洗之。千金方。疥疮有虫羊蹄根捣，和猪脂，入盐少许，日涂之。（外洗净涂上，一时以冷水洗之，日一次。（千金翼）。
台秘要）。

叶【气味】甘，滑，寒，无毒。

【主治】小儿疳虫，杀胡夷鱼、鲑鱼、檀胡鱼毒，作菜。多食，滑大腑。大明。〔时珍曰〕胡夷、鲑鱼皆河豚名。檀胡未详。作菜，止痒。不宜多食，令人下气。诜连根烂蒸一碗食，治肠痔泻血甚效。时珍。

【附方】旧一。悬痈舌肿咽生息肉。羊蹄草煮汁，热含，冷即吐之。（《圣惠方》）。

实【气味】苦，涩，平，无毒。

【主治】赤白杂痢。恭妇人血气。时珍。

龙舌草

（《纲目》）

【集解】〔时珍曰〕龙舌，生南方池泽湖泊中。叶如大叶菘菜及茉苜状。根生水底，抽茎出水，开白花。根似胡萝卜根而香，杵汁能软鹅鸭卵，方家用煮丹砂，煅白矾，制三黄。

【气味】甘、咸，寒，无毒。

【主治】痈疽，汤火灼伤，捣涂之。时珍。

【附方】新一。乳痈肿毒龙舌草、忍冬藤研烂，蜜和傅之。多能鄙事。

石斛

（《本经》上品）

【释名】石蓫别录，金钗纲目，禁生别录，林兰本经，杜兰别录。〔时珍曰〕石斛名义未详。其茎状如金钗之股，故古有金钗石斛之称。今蜀人栽之，呼为金钗花。盛弘之荆州记云，耒阳龙石山多石斛，精好如金钗,是矣。林兰、杜兰,与木部木兰同名,恐误。

【集解】【别录曰】石斛生六安山谷水旁石上。七月、八月采茎,阴干。【弘景曰】今用石斛,出始兴。生石上,细实,以桑灰汤沃之,色如金,形如蚱蜢髀者佳。近道亦有,次于宣城者。其生栎木上者,名木斛。其茎至虚,长大而色浅。不入丸散,惟可为酒渍煮之用。俗方最以补虚,疗脚膝。【恭曰】今荆襄及汉中、江左又有二种:一种似大麦,累累相连,头生一叶,而性冷,名麦斛;一种茎大如雀髀,叶在茎头,名雀髀斛。其他斛如竹,而节间生叶也。作干石斛法:以酒洗蒸暴成,不用灰汤。或言生者渍酒,胜于干者。【颂曰】今荆州、光州、寿州、庐州、江州、温州、台州亦有之,以广南者为佳。多在山谷中。五月生苗,茎似小竹节,节间出碎叶。七月开花,十月结实。其根纠结甚繁,干则白软。其茎叶生皆青色,干则黄色。木斛中虚如禾草,长尺余,但色深黄光泽耳。【时珍曰】石斛丛生石上。其根细长,黄色。惟生石上者为胜。节上自生根须。人亦折下,以砂石栽之,或以物盛挂屋下,频浇以水,经年不死,俗称为千年润。石斛短若小草,长三四寸,柔韧,折之如肉而实。今人多以木斛混之,亦不能明。木斛长而中虚,而中实,甚易分别。处处有之,以蜀中者为胜。

【修治】【敩曰】凡使,去根头,用酒浸一宿,暴干,以酥拌蒸之,从巳至酉,徐徐焙干,用入补药乃效。

【气味】甘,平,无毒。【普曰】神农:甘,平。扁鹊:酸。李当之:寒。【时珍曰】甘、淡、微咸。

【主治】伤中,除痹下气,补五脏虚劳羸瘦,强阴益精。久服,厚肠胃。本经补内绝不足,平胃气,

【之才曰】陆英为之使,恶凝水石、巴豆,畏雷丸、僵蚕。

长肌肉,逐皮肤邪热痱气,脚膝疼冷痹弱,定志除惊。轻身延年。别录益气除热,治男子腰脚软弱,健阳,逐皮肌风痹,骨中久冷,补肾益力,权壮筋骨,暖水脏,益智清气,日华治发热自汗,痈疽排脓内塞。时珍。

【发明】〔敩曰〕石斛镇涎,涩丈夫元气。酒浸酥蒸,服满一镒,永不骨痛也。〔宗奭曰〕石斛治胃中虚热有功。〔时珍曰〕石斛气平,味甘、淡、微咸,阴中之阳,降也。乃足太阴脾、足少阴右肾之药深师云:囊湿精少,小便余沥者,宜加之。一法:每以二钱入生姜一片,水煎代茶饮,甚清肺补脾也。

【附方】新二。睫毛倒入川石斛、川芎等分,为末。口内含水,随左右嚏鼻,日二次。袖珍方。飞虫入耳石斛数条,去根如筒子,一边纴入耳中,四畔以蜡封闭,用火烧石斛,尽则止。熏右耳,则虫从左出未出更作。圣济。

金星草

（宋《嘉祐》）

【释名】金钗草图经,凤尾草纲目,七星草。〔时珍曰〕即石韦之有金星者。图经重出七星草,并入。

【集解】〔禹锡曰〕金星草,西南州郡多有之,以戎州者为上。喜生背阴石上净处,及竹菁中少日色处,或生大木下,及背阴古瓦屋上。初出深绿色,叶长一二尺,至深冬背生黄星点子,两两相对,色如金,因得金星之名。无花实,凌冬不凋。其根盘屈如竹根而细,折之有筋,如猪马鬃。

〔颂曰〕七星草生江州山谷石上。叶如柳而长,作蔓延,长二三尺。其叶坚硬,背上有黄点如七星,采无时。

【气味】苦,寒,无毒。〔颂曰〕微酸。〔崔昉曰〕制三黄、砂、汞、矾石。

【主治】发背痈疮结核，解硫黄丹石毒，连根半斤，酒五升，银器煎服，先服石药悉下。亦可作末，冷水服方寸匕。涂疮肿，殊效。根浸油涂头，大生毛发。嘉祐乌髭发。颂解热，通五淋，凉血。时珍

【发明】〔颂曰〕但是疮毒，皆可服之。然性至冷，服后下利，须补治乃平复。老年不可辄服。〔宗奭曰〕丹石毒发于背，及一切痈肿。以其根叶二钱半，酒一大盏，煎服，取下黑汁。不惟下所服石药，兼毒去疮愈也。如不饮酒，则为末，以新汲水服，以知为度。〔时珍曰〕此药大抵治金石发毒者。若忧郁气血凝滞而发毒者，非所宜也。

【附方】旧一新二。毒发背金星草和根净洗，慢火焙干。每四两入生甘草一钱，捣末，分作四服。每服用酒一升，煎二三沸，更以温酒三二升相和，入瓶器内封固，时时饮之。忌生冷油肥毒物。热毒下血，金星草、陈干姜各三两，为末。每服一钱，新汲水下。（本事方）。脚膝烂疮金星草背上星，刮下傅之，即干。（集简方）。

本草纲目

第八卷 谷部

亚麻

（宋《图经》）

【释名】鸦麻图经，璧虱胡麻纲目

【集解】〔颂曰〕亚麻子出兖州、威胜军。苗叶俱青，花白色。八月上旬采其实用。〔时珍曰〕今陕西人亦种之，即璧虱胡麻也。其实亦可榨油点灯，气恶不堪食。其茎穗颇似荏蔚，子不同。

子

【气味】甘，微温，无毒。

【主治】大风疮癣。苏颂。

小麦

（《别录》中品）

【校正】拾遗麦苗并归为一。

【释名】来〔时珍曰〕来亦作秾。许氏说文云：天降瑞麦，一来二麰，像芒刺之形，天所来也。如足行来，故麦字从来从夂。夂音绥，足行也。诗云，贻我来牟是矣。又云：来象其实，夂象其根。梵书名麦曰迦师错。

【集解】〔颂曰〕大小麦秋种冬长，春秀夏实，具四时中和之气，故为五谷之贵。地暖处亦可春种，至夏便收。然比秋种者，四气不足，故有毒。〔时珍曰〕北人种麦漫撒，南人种麦撮撒。北麦皮薄面多，南麦反此。或云：收麦以蚕沙和之，辟蠹。或云：立秋前以苍耳锉碎同晒收，亦不蛀。秋后则虫已生矣。盖麦性恶湿，故久雨水潦，即多不熟也。

小麦

【气味】甘，微寒，无毒。入少阴、太阳之经。〔甄权曰〕平，有小毒。〔恭曰〕小麦作汤，不许皮坼。坼则性温，不能消热止烦也。〔藏器曰〕小麦秋种夏熟，受四时气足，兼有寒热温凉。故麦凉、曲温、麸冷、面热，宜其然也。河渭之西，白麦面亦凉，以其春种，阙二气也。〔时珍曰〕新麦性热，陈麦平和。

【主治】除客热，止烦渴咽燥，利小便，养肝气，止漏血唾血。令女人易孕。别录养心气，心病宜食之。思邈煎汤饮，治暴淋。宗奭熬末服，杀肠中蛔虫。药性陈者煎汤饮，止虚汗。烧存性，油调，涂诸疮汤火伤灼。时珍。

【发明】〔时珍曰〕按素问云：麦属火，心之谷也。郑玄云：麦有孚甲，属木。许慎云：麦属金，金王而生，火王而死。三说各异。而别录云，麦养肝气，与郑说合。孙思邈云，麦养心气，与素问合。夷考其功，除烦、止渴、收汗、利溲、止血，皆心之病也，当以素问为准。盖许以时，郑以形，而素问以功性，故立论不同尔。

【附方】〔震亨曰〕饥年用小麦代谷，须晒燥，以少水润，春去皮，煮为饭食，可免面热之患。
旧三，新四。消渴心烦用小麦做饭及粥食。心镜。老人五淋身热腹满。小麦一升，通草二两，水三升，煮一升，饮之即愈。奉亲书。项下瘿气用小麦一升，醋一升渍之，晒干为末。以海藻洗，研末三两，

本草纲目

和匀。每以酒服方寸匕，日三。（小品）。眉炼头疮用小麦烧存性，为末，油调傅。（儒门事亲）。白癜风癣用小麦摊石上，烧铁物压出油。搽之甚效。（医学正传）。汤火伤灼未成疮者，用小麦炒黑，研入腻粉，油调涂之。勿犯冷水，必致烂。（袖珍方）。金疮肠出用小麦五升，水九升，煮取四升，绵滤取汁，待极冷。令病人卧席上，含汁噀之，肠渐入，噀其背。并勿令病人知，及多人见，傍人语，即肠不入也。乃抬席四角轻摇，使肠自入。十日中，但略食羹物。慎勿惊动，即杀人。（刘涓子鬼遗方）。

浮麦即水淘浮起者，焙用。

麦麸

【气味】甘、咸，寒，无毒。

【主治】益气除热，止自汗盗汗，骨蒸虚热，妇人劳热。时珍。

【主治】时疾热疮，汤火疮烂，扑损伤折淤血，醋炒罨贴之。日华和面作饼，止泄痢，调中去热健人。以醋拌蒸热，袋盛，包熨人马冷失腰脚伤折处，止痛散血。藏器醋蒸，熨手足风湿痹痛，寒湿脚气，互易至汗出，并良。末服，止虚汗。时珍。

【发明】〔时珍曰〕麸乃麦皮也。与浮麦同性，而止汗之功次于浮麦，盖浮麦无肉也。凡人身体疼痛及疮疡肿烂沾渍，或小儿暑月出痘疮，溃烂不能着席睡卧者，并用夹褥盛麸缝合藉卧，性凉而软，诚妙法也。

【附方】新七。虚汗盗汗，卫生宝鉴：用浮小麦文武火炒，为末。每服二钱半，米饮下，日三服。或煎汤代茶饮。一方：以猪嘴唇煮熟切片，蘸食亦良。产后虚汗小麦麸、牡蛎等分，为末。以猪肉汁调服二钱，日二服。（胡氏妇人方）。走气作痛用醋醋拌麸皮炒热，袋盛熨之。（生生编）。灭诸瘢痕春夏用大麦麸，秋冬用小麦麸，筛粉和酥傅之。（总录）。小儿眉疮小麦麸炒黑，研末，酒调傅之。小便尿血面麸炒香，以肥猪肉蘸食之。（集玄）。

面

【气味】甘，温，有微毒。不能消热止烦。别录【大明日】性壅热，小动风气，发丹石毒。【思邈日】多食，长宿澼，加客气。畏汉椒、萝卜。

【主治】补虚。久食，实人肤体，厚肠胃，强气力。藏器养气，补不足，助五脏。日华水调服，治人中暑，马病肺热。宗奭傅痈肿损伤，散血止痛。生食，利大肠。水调服，止鼻衄吐血。时珍。

【发明】【诜曰】面有热毒者，多是陈黦之色，又为磨中石末在内故也。但杵食之，即良。【藏器曰】面性热，惟第二磨者凉，为其近麸也。河渭以西，白麦面凉，以其春种，阙二气也。【颖曰】东南卑湿，春多雨水，麦已受湿气，又不曾出汗，故食之作渴，动风气，助湿发热。西北高燥，春雨又少，麦不受湿，复入地窖出汗，北人禀厚少湿，故常食而不病也。【时珍曰】北面性温，食之不渴；南面性热，食之烦渴；西边面性凉，皆地气使然也。吞汉椒，食萝卜，皆能解其毒，见萝卜条。医方中往往用飞罗面末而性平易尔。陈麦面，水煮食之，无毒。以糟发胀者，能发病发疮，惟作蒸饼和药，取其易消也。按李鹏飞延寿书云：北多霜雪，故面无毒；南方雪少，故面有毒。顾元庆檐曝偶谈云：江南麦花夜发，故发病；江北麦花昼发，故宜人。又曰：鱼稻宜江淮，羊面宜京洛，亦五方有宜不宜也。入药尤良。

【附方】旧六，新二十三。热渴心闷温水一盏，调面一两，饮之。（圣济总录）。中暍卒死井水和面袋盛悬风处，数十年亦不坏，则热性皆去而无毒矣。

一大抄，服之。（千金）。夜出盗汗麦面作弹丸，空心、卧时煮食之。次早服妙香散一帖取效。内损吐血飞罗面略炒，以京墨汁或藕节汁，调服二钱。（医学集成）。大衄血出口耳皆出者。用白面入盐少许，冷水调服三钱。（普济方）。中蛊吐血小麦面二合，水调服。半日当下出。（广记）。呕哕不止醋和面作弹丸二三十枚，以沸汤煮熟，漉出投浆水中，待温吞三两枚。未定，至晚再吞。（兵部手集）。寒痢白色炒面，每以方寸匕入粥中食之。能疗日泻百行，师不救者。（外台）。泄痢不固白面一斤，炒焦黄。每日空心温水服二匙。（正要）。诸疟久疟用三姓人家寒食面各一合，五月五日午时采青蒿，擂自然汁，和丸绿豆大。临发日早，无根水一丸。一方：加炒黄丹少许。（德生堂）。头皮虚肿薄如蒸饼，状如裹水。以口嚼面傅之良。（梅师方）。咽喉肿痛卒不下食。白面和醋，涂喉外肿处。（普济方）。乳痈不消人吹奶水调面煮糊欲熟，即投无灰酒一盏，搅匀热饮。令人徐徐按之，药行即瘥。（经验方）。金疮血出不止。用生面干傅，五七日即愈。（蔺氏经验方）。破伤风病白面、烧盐各一撮，新水调，涂之。（圣惠方）。折伤淤损白面、栀子仁同捣，以水调，傅之即散。火燎成疮炒面，入栀子仁末，和油傅之。（海上）。疮中恶肉寒食面二两，巴豆五分，水和作饼，烧末掺之。（仙传外科）。白秃头疮白面、豆豉和研，酢和傅之。（普济方）。小儿口疮寒食面五钱，消石七钱，水调半钱，涂足心，男左女右。（普济方）。妇人断产白面一升，酒一升，煮沸去渣，分三服。经水至时前日夜，次日早及天明服之。阴冷闷痛渐入腹肿满，酢和面熨之。（千金方）。瘭疽出汁生手足肩背。累累如赤豆。剥净，以酒和面傅之。（千金方）。一切疗肿面和腊猪脂封之良。（梅师方）。伤米食积白面一两，白酒曲二丸，炒为末。每服二匙，白汤调下。

如伤肉食，山楂汤下。（简便方）。

麦粉

【气味】甘，凉，无毒。

【主治】补中，益气脉，和五脏，调经络。又炒一合，汤服，断下痢。孟诜醋熬成膏，消一切痈肿、汤火伤。时珍。

【发明】〔时珍曰〕麦粉乃麸面、面洗筋澄出浆粉。今人浆衣多用之，古方鲜用。按万表积善堂方云：乌龙膏：治一切痈肿发背，无名肿毒，初发焮热未破者，取效如神。用隔年小粉，愈久者愈佳，以锅炒之。初炒如饧，久炒则干，成黄黑色，冷定研末。陈米醋调成糊，熬如黑漆，瓷罐收之。用时摊纸上，剪孔贴之，即如冰冷，疼痛即止。少顷觉痒，干亦不能动。久则肿毒自消，药力亦尽而脱落，甚妙。此方苏州杜水庵所传，屡用有验。药易而功大，济生者宜收藏之。

面筋

【气味】甘，凉，无毒。

【主治】解热和中，劳热人宜煮食之。时珍宽中益气。宁原。

【发明】〔时珍曰〕面筋，以麸与面水中揉洗而成者。古人罕知，今为素食要物，煮食甚良。今人多以油炒，则性热矣。

麦𪎊即糗也。以麦蒸，磨成屑。

【主治】消渴，止烦。蜀本。

麦苗拾遗

【气味】辛，寒，无毒。

【主治】消酒毒暴热，酒疸目黄，并捣烂绞汁日饮之。又解蛊毒，煮汁滤服。藏器除烦闷，解时疾狂热，退胸膈热，利小肠。作齑食，甚益颜色。日华。

麦奴〔藏器曰〕麦穗将熟时，上有黑霉者也。

【主治】热烦，天行热毒。解丹石毒。藏器治阳毒温毒，热极发狂大渴，及温疟。时珍。

【发明】〔时珍曰〕朱肱南阳活人书：治阳毒温毒热极发斑发狂大渴倍常者，用黑奴丸，水化服一丸，汗出或微利即愈。其方用小麦奴、梁上尘、釜底煤、灶突墨、同黄芩、麻黄、消、黄等分为末，蜜丸弹子大，盖取火化者从治之义也。麦乃心之谷，属火，而奴则麦实将成，为湿热所蒸，上黑霉者，与釜煤、灶墨一理也。其方出陈延之小品方，名麦奴丸，初虞世古今录验名高堂丸，水解丸，诚救急良药也。

秆

【主治】烧灰，入去疣痣、蚀恶肉膏中用。时珍。

大麦

（《别录》中品）

【释名】牟麦〔时珍曰〕麦之苗粒皆大于来，故得大名。牟亦大也。通作辨。

【集解】〔弘景曰〕今稞麦一名牟麦，似穬麦，惟皮薄尔。〔恭曰〕大麦出关中，即青稞麦，形似小麦而大，皮厚，故谓大麦，不似䅴麦也。〔颂曰〕大麦今南北皆能种莳。䅴麦有二种：一种类小麦而大，一种类大麦而大。〔藏器曰〕大、䅴二麦，前后两出。盖䅴麦是连皮者，大麦是麦米，但分有壳、无壳也。苏以青稞为大麦，非矣。青稞似大麦，天生皮肉相离，秦陇巴西种之。今人将当大麦米粜之，不能分也。〔陈承曰〕小麦，今人以磨面日用者为之。大麦，今人以粒皮似稻者为之，作饭滑，饲马良。䅴麦，今人以似小麦而大粒，色青黄，作面脆硬，食多胀人，汴洛、河北之间又呼为黄稞。关中一种青稞，比近道者粒微小，色微青，专以饲马，未见入药用。然大、䅴二麦，其名差互。今之大麦不似小麦而矿脆者，当谓之䅴麦。不可不审。〔时珍曰〕大、䅴二麦，注者不一。按吴普本草：大麦一名䅴麦，五谷之长也。王祯农书云：青稞有大小二种，似大小麦，出凉州，似大麦，有赤麦，赤色而肥。郭义恭广志云：大麦有黑䅴麦。据此则䅴麦是大麦中一种皮厚而青色者也。大抵是一类异种，如粟、粳之种近百，总是一类，但方土有不同尔。故二麦主治不甚相远。大麦亦有粘者，名糯麦，可以酿酒。

不过与大小麦异名而已。

【气味】咸，温、微寒，无毒。〔诜曰〕暴食似脚弱，为下气故也。久服宜人，熟则有益，带生则冷而损人。石蜜为之使。

【主治】消渴除热，益气调中。别录补虚劣，壮血脉，益颜色，实五脏，化谷食，止泄，不动风气，久食，令人肥白，滑肌肤。为面，胜于小麦，无燥热。士良面：平胃止渴，消食疗胀满。苏恭久食，头发不白。和针砂、没石子等，染发黑色。孟诜宽脚下气，凉血，消积进食。时珍。

【发明】〔宗奭曰〕大麦性平凉滑腻。有人患缠喉风，食不能下。用此面作稀糊，令咽以助胃气而平。

三伏中，朝迁作眼，以赐臣下。〔震亨曰〕大麦初熟，人多炒食。此物有火，能生热病，人不知也。〔时珍曰〕大麦作饭食，馨而有益。煮粥甚滑。磨面作酱甚甘美。

【附方】旧三，新六。食饱烦胀但欲卧者。大麦面熬微香，每白汤服方寸匕，佳。肘后方。膜外水气。大麦面、甘遂末各半两，水和做饼，炙熟食，取利。总录。小儿伤乳腹胀烦闷欲睡。大麦面生用，水调一钱服。白面微炒亦可。保幼大全。蠼螋尿疮大麦嚼傅之，日三上。伤寒类要。肿毒已破青大麦去须，炒暴花为末，傅之。成靥，揭去又傅。数次即愈。麦芒入目大麦煮汁洗之，即出。孙真人方。汤火伤灼大麦炒黑，研末，细调搽之。被伤肠出以大麦粥汁洗肠推入，但饮火糜，百日乃可。千金。卒患淋痛大麦三两煎汤，入姜汁、蜂蜜，代茶饮。（圣惠方）。

麦蘖见蘖米下。

苗

【主治】诸黄，利小便，杵汁日日服。类要冬月面目手足皲瘃，煮汁洗之。时珍。

【附方】新一。小便不通陈大麦秸，煎浓汁，频服。（简便方）。

大麦奴

【主治】解热疾，消药毒。藏器。

荞麦

（宋《嘉祐》）

【释名】荍麦音翘，乌麦吴瑞，花荞【时珍曰】荞麦之茎弱而翘然，易长易收，磨面如麦，故曰荞曰荍，而与麦同名也。俗亦呼为甜荞，以别苦荞。

【集解】[炳曰]荞麦作饭，须蒸使气馏，烈日暴令开口，指乌麦为燕麦，盖未读日用本草也。杨慎丹铅录，[时珍曰]荞麦南北皆有。立秋前后下种，八九月收刈，性最畏霜。苗高一二尺，赤茎绿叶，如乌桕树叶。开小白花，繁密粲粲然。结实累累如羊蹄，实有三棱，老则乌黑色。王祯农书云：北方多种。磨而为面，作煎饼，配蒜食。或作汤饼，谓之河漏，以供常食，滑细如粉，亚于麦面。南方一种，但作粉饵食，乃农家居冬谷也。

【气味】甘，平，寒，无毒。[思邈曰]酸，微寒。食之难消。久食动风，令人头眩。作面和猪、羊肉热食，不过八九顿，即患热风，须眉脱落，还生亦希。泾、邠以北，多此疾。又不可合黄鱼食。

【主治】实肠胃，益气力，续精神，能炼五脏滓秽。孟诜作饭食，压丹石毒，甚良。萧炳以醋调粉，涂小儿丹毒赤肿热疮。吴瑞降气宽肠，磨积滞，消热肿风痛，除白浊白带，脾积泄泻。以沙糖水调炒面二钱服，治痢疾。炒焦，热水冲服，治绞肠沙痛。时珍。

【发明】[颖曰]本草言荞麦能炼五脏滓秽。俗言一年沉积在肠胃者，食之亦消去也。[时珍曰]荞麦最降气宽肠，故能炼肠胃滓滞，而治浊带泄痢腹痛上气之疾，气盛有湿热者宜之。若脾胃虚寒人食之，则大脱元气而落须眉，非所宜矣。孟诜云益气力者，殆未然也。按杨起简便方云：肚腹微微作痛，出即泻，则大脱元气而落须眉，非所宜矣。孟诜云益气力者，殆未然也。按杨起简便方云：肚腹微微作痛，出即泻，泻亦不多，日夜数行者。用荞麦面一味作饭，连食三四次即愈。予壮年患此两月，瘦怯尤甚。用消食化气药俱不效，一僧授此而愈，转用皆效，此可征其炼积滞之功矣。普济治小儿天吊及历节风方中亦用之。

【附方】新十六。

咳嗽上气荞麦粉四两，茶末二钱，生蜜二两，水一碗，顺手搅千下。饮之，良久下气不止，即愈。（儒门事亲）。

十水肿喘生大戟一钱，荞麦面二钱，水和作饼，炙熟为末。空心茶服，以大小便利为度。（圣惠）。

男子白浊魏元君济生丹：用荞麦炒焦为末，鸡子白和，丸梧子大。每服五十丸，盐汤下，日三服。赤白带下方同上。禁口痢疾荞麦面每服二钱，砂糖水调下。（坦仙方）。痈疽发背一切肿毒。荞麦面、硫黄各二两，为末，井华水和作饼，晒收。每用一饼，磨水傅之。痛则令不痛，不痛则令痛，即愈。直指。疮头黑凹荞麦面煮食之，即发起。直指。痘疮溃烂用荞麦粉频频傅之。（痘疹方）。汤火伤灼用荞麦面炒黄研末，水和傅之，如神。（奇效方）。蛇盘瘰疬围接项上。用荞麦（炒去壳）、海藻、白僵蚕（炒去丝）等分，为末。白梅浸汤，取肉减半，和丸绿豆大。每服六七十丸，食后，临卧米饮下，日五服。其毒当从大便泄去，若与淡菜连服尤好。淡菜生于海藻上，亦治此也。忌豆腐、鸡、羊、酒、面。（阮氏方）。积聚败血通仙散：治男子败积，女人败血，不动真气。用收麦面三钱，大黄二钱半，为末。卧时酒调服之。（多能鄙事）。头风畏冷李楼云：一人头风，首裹重绵，三十年不愈。予以荞麦粉二升，水调作二饼，更互合头上，微汗即愈。（怪证奇方）。头风风眼荞麦作钱大饼，贴眼四角，以米大艾炷灸之，即效如神。染发令黑荞麦、针砂各二钱，醋和，先以浆水洗净涂之，荷叶包至一更，洗去。再以无食子、诃子皮、大麦面二钱，醋和涂之，荷叶包至天明，洗去即黑。（普济）。绞肠沙痛荞麦面一撮炒黄，水烹服。（简便方）。小肠疝气荞麦仁炒去尖，胡卢巴酒浸晒干，各四两，小茴香炒一两，为末，酒糊丸桔子大。每空心盐酒下五十丸。两月大便出白脓，去根。（孙天仁集效方）。

叶

【主治】作菇食，下气，利耳目。多食即微泄。士良。孙思邈曰：生食，动刺风，令人身痒。

秸

【主治】烧灰淋汁，同石灰等分，蜜收。能烂痈疽，蚀恶肉，去黡痣，最良。穰作荐，辟壁虱。时珍。日华曰：烧灰淋汁，洗六畜疮，并驴、马躁蹄。

【附方】新二。噎食荞麦秸烧灰淋汁，入锅内煎取白霜一钱，入蓬砂一钱，研末。每酒服半钱。（海上方）。壁虱蜈蚣荞麦秸作荐，并烧烟熏之。

稷

（《别录》上品）

【释名】穄音祭。粢音咨。【时珍曰】稷从禾从畟，畟音即，谐声也。又进力治稼也。诗云『畟畟良耜』是矣。种稷者必畟畟进力也。南人承北音，呼稷为穄，谓其米可供祭也。礼记：祭宗庙稷曰明粢。尔雅云：粢，稷也。罗愿云：稷、穄、粢皆一物，语音之轻重耳。赤者名摩，白者名芑，黑者名秬，注见黍下。

【集解】【弘景曰】稷米人亦不识，书记多云黍与稷相似，又注黍米云：穄米与黍米相似，而粒殊大，食之不宜人，言发宿病。诗云：黍稷稻粱，禾麻菽麦。此八谷也，俗犹莫能辨证，况芝英乎？【苏恭曰】吕氏春秋云：饭之美者，有阳山之穄。高诱注云：关西谓之䅣（音糜），冀州谓之䴸（音牵去声）。广雅云：䴸，穄也。礼记云：稷曰明粢。尔雅云：粢，稷也。说文云『稷乃五谷长』，田正也。此乃官名，非谷号也。

本草纲目

第八卷 谷部

先儒以稷为粟类，或言粟之上者，皆说其义，而不知其实也。按氾胜之种植书，有黍不言稷。本草有稷不载穄，穄即稷也。楚人谓之稷，关中谓之糜，呼其米为黄米。其苗与黍同类，故呼黍为籼秫。陶言与黍相似者，得之矣。〔藏器曰〕稷、穄一物也，塞北最多，如黍黑色。〔诜曰〕稷在八谷之中，最为下苗。黍乃作酒，此乃作饭，用之殊涂。〔颂曰〕稷米，出粟处皆能种之。今人不甚珍此，惟祠事用之。农家惟以备他谷之不熟，则为粮耳。〔宗奭曰〕稷米今谓之穄米，先诸米熟，其香可爱，故取以供祭祀。然发故疾，只堪作饭，不黏，其味淡。〔时珍曰〕稷与黍，一类二种也。黏者为黍，不黏者为稷。稷可作饭，黍可酿酒。犹稻之有粳与糯也。陈藏器独指黑黍为稷，亦偏矣。稷黍之苗似粟而低小有毛，结子成枝而殊散，其粒如粟而光滑。三月下种，五六月可收，亦有七八月收者。其色有赤、白、黄、黑数种，黑者禾稍高，今俗通呼为黍子，不复呼稷矣。北边地寒，种之有补。河西出者，颗粒尤硬。稷熟最早，作饭疏爽香美，为五谷之长而属土，故祠谷神者以稷配社。五谷不可遍祭，祭其长以该之也。上古以厉山氏之子为稷主，至成汤始易以后稷，皆有功于农事者云。

【正误】

〔吴瑞曰〕稷苗似芦，粒亦大，南人呼为芦穄。孙炎正义云：稷即粟也。〔时珍曰〕稷黍之苗虽颇似粟，而结子不同。粟穗丛聚攒簇，稷黍之粒疏散成枝。孙氏谓稷为粟，误矣。芦穄即蜀黍也，其茎苗高大如芦。而今之祭祀者，不知稷即黍之不粘者，往往以芦穄为稷，故吴氏亦袭其误也。今并正之。

稷米

【气味】

甘，寒，无毒。〔诜曰〕多食，发二十六种冷病气。不与瓠子同食，发冷病，但饮黍穰汁即瘥。又不可与附子同服。

【主治】益气，补不足。别录治热，压丹石毒发热，解苦瓠毒。日华作饭食，安中利胃宜脾。心镜凉血解暑。时珍生生编。

【发明】〔时珍曰〕按孙真人云：稷，脾之谷也。脾病宜食之。汜胜之去：烧黍稷则瓠死，此物性相制也。稷米、黍穰，能解苦瓠之毒。淮南万毕术云：祠冢之黍，啖儿令不思母。此亦有所厌耶？

【附方】新四。补中益气羊肉一脚，熬汤，入河西稷米、葱、盐，煮粥食之。（饮膳正要）。卒啘不止糁米粉，井华水服之良。（肘后方）。痈疽发背糁米粉熬黑，以鸡子白和涂练上，剪孔贴之，干则易，神效。（葛氏方）。辟除瘟疫令不相染。以穄米为末，顿服之。（肘后方）。

黍

（《别录》中品）

【校正】别录中品，丹黍米今并为一。

【释名】赤黍曰虋，音门。曰虋，音糜。白黍曰芑，音起。黑黍曰秬，音距。一稃二米曰秠，音疕。并尔雅。〔时珍曰〕按许慎说文云：黍可为酒，从禾入水为意也。魏子才六书精蕴云：禾下从氽，象细粒散

根

【主治】心气痛，产难。时珍。

【附方】新二。心气疼痛高粱根煎汤温服，甚效。横生难产重阳日取高粱根（名瓜龙）阴干，烧存性，研末。酒服二钱，即下。

本草纲目

第八卷 谷部

垂之形。氾胜之云：黍者暑也。待暑而生，暑后乃成也。诗云：诞降嘉种，维秬维秠，维穈维芑。穈即䕩，音转也。郭璞以䕩巳为粱粟，以秠即黑黍之二米者，罗愿以芑为来牟，皆非矣。

【集解】

〔弘景曰〕黍，荆、郢州及江北皆种之。其苗如芦而异于粟，粒亦大。亦出北间，江东时有，而非土所宜，多入神药用。又有黑黍名秬，酿酒，供祭祀用。〔恭曰〕黍有数种。其苗亦不似芦，虽似粟而非粟也。〔颂曰〕今汴、洛、河、陕间皆种之。尔雅云：䕩，赤苗。芑，白苗。秬，黑黍。是也。李巡云：秠是黑黍中一稃有二米者。古之定律者，以上党秬黍之中者累之，以生律度衡量。后人取此黍定之，终不能协律。或云：秬乃黍之中者，一稃有二米之黍也。此黍得天地中和之气而生，盖不常有。有则一穗皆同，二米粒并均匀无小大，故可定律。他黍则不然。地有肥瘠，岁有凶穰，故米有大小不常矣。今上党民间，或值丰岁，往往得二米者。但稀阔，故不以充贡尔。〔时珍曰〕黍乃稷之黏者。亦有赤、白、黄、黑数种，或值丰岁，往往得二米者。其苗色亦然。郭义恭广志有赤黍、白黍、黄黍、大黑黍、牛黍、燕颔、马革、驴皮、稻尾诸名。俱以三月种者为上时，五月即熟。四月种者为中时，七月即熟。五月种者为下时，八月乃熟。诗云『秬秠一稃』，则黍之为酒尚也。白者亚于糯，赤者最黏，可蒸食，俱可作饧。古人以黍黏履，以黍雪桃，皆取其黏也。菰叶裹成粽食，谓之角黍。淮南万毕术云：获黍置沟，即生蛣蟥。

【正误】

〔颂曰〕黏者为秫，可以酿酒，北人谓为黄米，亦曰黄糯，不黏者为黍，可食。如稻之有粳、糯也。〔时珍曰〕此误以黍为稷，以秫为黍也。盖稷之黏者为黍，粟之黏者为秫，粳之黏者为糯。别录本文著黍、秫、糯、稻之性味功用甚明，而注者不谙，往往谬误如此。今俗不知分别，通呼秫与黍为黄米矣。

黍米此通指诸黍米也。

【气味】甘，温，无毒。久食令人多热，烦。别录。〔诜曰〕性寒，有小毒，发故疾。久食昏五脏，令人好睡，缓人筋骨，绝血脉。小儿多食，令久不能行。小猫、犬食之，其脚踯屈。合葵菜食，成痼疾。合牛肉、白酒食，生寸白虫。〔李鹏飞曰〕五种黍米，多食闭气。

【主治】益气，补中。别录烧灰和油，涂杖疮，止痛，不作瘢。孟诜嚼浓汁，涂小儿鹅口疮，有效。时珍。

【发明】〔思邈曰〕黍米，肺之谷也。肺病宜食之。主益气。〔时珍曰〕按罗愿云：黍者暑也。以其象火，为南方之谷。盖黍最黏滞，与糯米同性，其气温暖，故功能补肺，而多食作烦热，缓筋骨也。孟氏谓其性寒，非矣。

【附方】旧二，新二。男子阴易黍米二两，煮薄粥，和酒饮，发汗即愈。（圣济总录）。心痛不瘥四十年者。黍米淘汁，温服随意。（经验方）。汤火灼伤未成疮者。黍米、女曲等分，各炒焦研末，鸡子白调涂之。煮粥亦可。（肘后方）。闪肭脱白赤黑肿痛。用黍米粉、铁浆粉各半斤，葱一斤，同炒存性，研末。以醋调服三次后，水调入少醋贴之。（集成）。

丹黍米别录中品即赤黍也。尔雅谓之虋。〔瑞曰〕浙人呼为红莲米。江南多白黍，间有红者，呼为赤虾米。〔宗奭曰〕丹黍皮赤，其米黄，惟可为糜，不堪为饭，黏着难解。〔原曰〕穗熟色赤，故属火。北人以之酿酒作糕。

【气味】甘，微寒，无毒。〔思邈曰〕微温。〔大明曰〕温，有小毒。不可合蜜及葵同食。〔宗奭曰〕

动风性热，多食难消。余同黍米。

【主治】咳逆上气，霍乱，止泄利，除热，止烦渴。别录下气，止咳嗽，退热。大明治鳖瘕，以新熟者淘泔汁，生服一升，不过三二度愈。孟诜。

【附方】旧二，新二。男子阴易用丹黍米三两，煮薄饮，酒和饮之，令发汗即愈。（伤寒类要）。小儿鹅口不乳者。丹黍米嚼汁涂之。（子母秘录）。饮酒不醉取赤黍渍以狐血，阴干。酒饮时，取一丸置舌下含之，令人不醉。（万毕术方）。令妇不妒取蘖（即赤黍也）同薏苡等分，为丸。常服之，同上。

穰茎并根

【气味】辛，热，有小毒。〔诜曰〕醉卧黍穰，令人生厉。人家取其茎穗作提拂扫地，用以煮汁入药，更佳。

【主治】煮汁饮之，解苦瓠毒。浴身，去浮肿。和小豆煮汁服，下小便。孟诜烧灰酒服方寸匕，治妊娠尿血。丹黍根茎：煮汁服，利小便，止上喘。时珍。

【附方】旧一，新三。通身水肿以黍茎扫帚煮汤浴之。脚气冲心黍穰一石煮汁，入椒目一升，更煎十沸，渍脚，三四度愈。（外台秘要）。天行豌疮不拘人畜。用黍穰浓煮汁洗之。一茎者是穄穰，不可用。（千金方）。疮肿伤风中水痛剧者。黍穰烧烟，熏令汗出，愈。（千金方）。

粟

（《别录》中品）

【释名】籼粟〔时珍曰〕粟古文作㮚，像穗在禾上之形。而春秋说题辞云：西乃金所立，米为阳之精，故西字合米为粟。此凿说也。许慎云：粟之为言续也。续于谷也。古者以粟为黍、稷、粱、秫之总称，而今之粟，在古但呼为粱。后人乃专以粱之细者名粟，故唐孟诜本草言人不识粟，而近世皆不识粱也。大抵黏者为秫，不黏者为粟。故呼此为籼粟，以别秫而配籼。北人谓之小米也。

【集解】〔弘景曰〕粟，江南西间所种皆是。其粒细于粱，熟舂令白，亦当白粱粟，或呼为粢米。〔恭曰〕粟类多种，而并细于诸粱。北土常食，与粱有别。粢乃稷米，陶注非矣。〔诜曰〕粟，颗粒小者是，今人多不识之。其粢米粒粗大，随色别之。南方多畲田，种之极易。春粒细香美，少虚怯，只于灰中种之，又不锄治故也。北田所种多锄之，即难舂；不锄即草翳死。都由土地使然尔。〔时珍曰〕粟，即粱也。穗大而毛长粒粗者为粱，穗小而毛短粒细者为粟。苗俱似茅。种类凡数十，有青赤黄白黑诸色，或因姓氏姓名，或因形似时令，随义赋名。故早则有赶麦黄、百日粮之类，中则有八月黄、老军头之类，晚则有雁头青、寒露粟之类。按贾思勰齐民要术云：粟之成熟有早晚，苗秆有高下，收实有息耗，质性有强弱，米味有美恶，山泽有异宜。顺天时，量地利，则用力少而成功多；任性返道，劳而无获。大抵早粟皮薄米实，晚粟皮厚米少。

粟米即小米。

【气味】咸，微寒，无毒。〔时珍曰〕咸、淡。〔宗奭曰〕生者难化，熟者滞气，隔食，生虫。〔藏

本草纲目

器曰）胃冷者不宜多食。粟浸水至败者，损人。〔瑞曰〕与杏仁同食，令人吐泻。雁食粟，翼重不能飞。

【主治】养肾气，去脾胃中热，益气。陈者：苦，寒。治胃热消渴，利小便。别录止痢，压丹石热。孟诜水煮服，治热腹痛及鼻衄。为粉，和水滤汁，解诸毒，治霍乱及转筋入腹，又治卒得鬼打。藏器解小麦毒，发热。士良治反胃热痢。煮粥食，益丹田，补虚损，开肠胃。时珍生生编。

【发明】〔弘景曰〕陈粟乃三五年者，尤解烦闷，服食家亦将食之。〔宗奭曰〕粟米利小便，故能益脾胃。〔震亨曰〕粟属水与土。陈者最硬难化，得浆水乃化也。〔时珍曰〕粟之味咸淡，气寒下渗，肾之谷也，肾病宜食之。虚热消渴泄痢，皆肾病也。渗利小便，所以泄肾邪也。降胃火，故脾胃之病宜食之。

【附方】旧五，新五。胃热消渴以陈粟米炊饭，食之，良。（医医心镜）。反胃吐食脾胃气弱，食不消化，汤饮不下。用粟米半升杵粉，水丸梧子大。七枚煮熟，入少盐，空心和汁吞之。或云：纳醋中吞之，得下便已。（医医心镜）。鼻衄不止粟米粉，水煮服之。（普济方）。婴孩初生七日，助谷神以导达肠胃。研粟米煮粥如饴。每日哺少许。姚和众方。孩子赤丹嚼粟米傅之。（兵部手集）。汤火灼伤粟米炒焦投水，澄取汁，煎稠如糖。频傅之，能止痛，灭瘢痕。一方：半生半炒，研末，酒调傅之。（崔行功纂要）。杂物眯目不出。用生粟米七粒，嚼粒取汁，洗之即出。（总录）。小儿重舌嚼粟米哺之。（秘录）。熊虎爪伤嚼粟涂之。（葛氏方）。

粟泔汁

【主治】霍乱卒热，心烦渴，饮数升立瘥。臭泔：止消渴，尤良。苏恭酸泔及淀：洗皮肤瘙痒，杀虫。饮之，主五痔。和臭樗皮煎服，治小儿疳痢。藏器。

【附方】新二。眼热赤肿粟米泔淀极酸者,生地黄等分,研匀摊绢上,方圆二寸,贴目上熨之。干即易。(总录)。疳疮月蚀寒食泔淀,傅之良。(千金方)。

粟糠

【主治】痔漏脱肛,和诸药熏之。时珍。

粟奴

【主治】利小肠,除烦懑。时珍。

【发明】〔时珍曰〕粟奴,即粟苗成穗时生黑煤者。古方不用。圣惠治小肠结涩不通,心烦闷乱。有粟奴汤:用粟奴、苦竹茹、小豆叶、炙甘草各一两,灯心十寸,葱白五寸,铜钱七文,水煎分服。取效乃止。

粟槑见后稷下。

粟蘖米见后蘖米下。

粟廪米见后陈廪米下。

秫

(音术《别录》中品)

【释名】众音终,尔雅。糯秫唐本。糯粟唐本。黄糯〔时珍曰〕秫字篆文,象其禾体柔弱之形,俗呼糯粟是矣。北人呼为黄糯,亦曰黄米。酿酒劣于糯也。

【集解】〔恭曰〕秫是稻秫也。今人呼粟糯为秫。北土多以酿酒,而汁少于黍米。凡黍、稷、粟、秫,

本草纲目

第八卷 谷部

粳、糯，三谷皆有籼、糯也。〔禹锡曰〕秫米似黍米而粒小，可作酒。〔宗奭曰〕秫米初捣出淡黄白色，亦如糯，不堪作饭，最黏，故宜作酒。〔时珍曰〕秫即粱米、粟米之黏者。有赤、白、黄三色，皆可酿酒、熬糖、作糍糕食之。苏颂图经谓秫为黍之黏者，许慎说文谓秫为稷之黏者，崔豹古今注谓秫为稻之黏者，皆误也。惟苏恭以粟、秫分籼、糯，孙炎注尔雅谓秫为黏粟者，得之。

秫米即黄米。

【气味】甘，微寒，无毒。〔诜曰〕性平。不可常食，拥五脏气，动风，迷闷人。〔时珍曰〕按养生集云：味酸性热，黏滞，易成黄积病，小儿不宜多食。

【主治】寒热，利大肠，疗漆疮。别录治筋骨挛急，杀疮疥毒热。生捣，和鸡子白，傅毒肿，良。孟诜主犬咬，冻疮，嚼傅之。日华治肺疟，及阳盛阴虚，夜不得眠，及食鹅鸭成症，妊振下黄汁。时珍。

【发明】〔弘景曰〕北人以此米作酒煮糖，肥软易消。方药不正用，惟嚼以涂漆疮及酿诸药醪尔。〔时珍曰〕秫者，肺之谷也，肺病宜食之。故能去寒热，利大肠。大肠者肺之合，而肺病多作皮寒热也。千金治肺疟方用之，取此义也。灵枢经岐伯治阳盛阴虚，夜不得瞑，半夏汤中用之，取其益阴气而利大肠也。大肠利则阳不盛矣。方见半夏条。又异苑云：宋元嘉中，有人食鸭成症瘕。医以秫米研粉调水服之。须臾烦躁，吐出一鸭雏而瘥也。千金方治食鸭肉成病，胸满面赤，不能食，以秫米汤一盏饮之。

【附方】旧三，新三。赤痢不止秫米一把，鲫鱼鲊二脔，薤白一虎口，煮粥食之。（普济方）。筋骨挛急〔诜曰〕用秫米一石，曲三斗，地黄一斤，茵陈蒿炙黄半斤，一依酿酒法服之，良。肺疟寒热痰聚胸中，病至令人心寒，寒甚乃热，善惊如有所见。恒山三钱，甘草半钱，秫米三十五粒，水煎。未发时，分作三

二八六

稗

（音败 《纲目》）

释名 〔时珍曰〕稗乃禾之卑贱者也，故字从卑。

集解 〔弘景曰〕稗子亦可食。又有乌禾，生野中如稗，荒年可代粮而杀虫，煮以沃地，蝼、蚓皆死。〔藏器曰〕稗有二种：一种黄白色，一种紫黑色。紫黑色似芭有毛，北人呼为乌禾。〔时珍曰〕稗处处野生，最能乱苗。其茎叶穗粒并如黍稷。一斗可得米三升。故曰：五谷不熟，不如稊稗。稊苗似稗而穗如粟，有紫毛，即乌禾也。尔雅谓之芨（音迭）。周定王曰：稗有水稗、旱稗。水稗生田中。旱稗苗似叶似深绿，根下叶带紫色。稍头出扁穗，结子如黍粒，茶褐色，味微苦，性温。以煮粥、炊饭、磨面食之皆宜。

稗米

气味 辛、甘、苦，微寒，无毒。〔颖曰〕辛、脆。

主治 作饭食，益气宜脾，故曹植有芳菰精稗之称。时珍。

根

主治 煮汤，洗风。孟诜。

次服。（千金方）。妊娠下水黄色如胶，或如小豆汁。秫米、黄芪各一两，水七升，煎三升，分三服。梅师。浸淫恶疮有汁，多发于心，不早治，周身则杀人。熬秫米令黄黑，杵末傅之。（肘后方）。久泄胃弱黄米炒为粉。每用数匙，砂糖拌食。（简便方）。

苗根

【主治】金疮及伤损，血出不已。捣傅或研末掺之即止，甚验。时珍。

狼尾草

（《拾遗》）

【释名】稂音郎。董蓈尔雅作童粱。狼茅尔雅，孟尔雅，宿田翁诗疏，守田诗疏。〔时珍曰〕狼尾，其穗象形也。秀而不成，巍然在田，故有宿田、守田之称。

【集解】〔藏器曰〕狼尾生泽地，似茅作穗。广志云：子可作黍食。尔雅云：孟，狼尾。似茅，可以覆屋，是也。〔时珍曰〕狼尾茎、叶、穗、粒并如粟，而穗色紫黄，有毛。荒年亦可采食。许慎说文云：禾粟之穗，生而不成者，谓之董蓈。其秀而不实者，名狗尾草，见草部。

米

【气味】甘，平，无毒。

【主治】作饭食之，令人不饥。藏器。

【附录】蒯草〔藏器曰〕蒯草苗似茅，可织席为索。子亦堪食，如粳米。

赤小豆

（《本经》中品）

【校正】自大豆分出。

【释名】赤豆恭，红豆俗，荅广雅，叶名藿。〔时珍曰〕案诗云：黍稷稻粱，禾麻菽麦。此即八谷也。董仲舒注云：菽是大豆，有两种。小豆名荅，有三四种。王祯云：今之赤豆、白豆、绿豆、豋豆，皆小豆也。此则入药用赤小者也。

【集解】〔颂曰〕赤小豆，今江淮间多种之。〔宗奭曰〕关西、河北、汴洛多食之。〔时珍曰〕此豆以紧小而赤黯色者入药，其稍大而鲜红、淡红色者，并不治病。俱于夏至后下种，苗科高尺许，枝叶似豇豆，叶微圆峭而小。至秋开花，似豇豆花而小淡，银褐色，有腐气。结荚长二三寸，比绿豆荚稍大，皮色微白带红。三青二黄时即收之，可煮可炒，可作粥、饭、馄饨馅并良也。

【气味】甘，酸，平，无毒。〔思邈曰〕甘，咸，冷。合鱼鲊食成消渴，做酱同饭食成口疮。〔藏器曰〕驴食足轻，人食身重。

【主治】下水肿，排痈肿脓血。本经疗寒热热中消渴，止泄痢，利小便，下腹胀满，吐逆卒澼。别录治热毒，散恶血，除烦满，通气，健脾胃，令人美食。捣末同鸡子白，涂一切热毒痈肿。煮汁，洗小儿黄烂疮，不过三度。权缩气行风，坚筋骨，抽肌肉。久食瘦人。士良散气，去关节烦热，令人心孔开。暴痢后，气满不能食者，煮食一顿即愈。和鲤鱼煮食，甚治脚气。淘解小麦热毒。煮汁，解酒病。解油衣粘缀。日华辟瘟疫，治产难，下胞衣，通乳汁。和鲤鱼、蠡鱼、鲫鱼、黄雌鸡煮食。并能利水消肿。时珍。

本草纲目

【发明】〔弘景曰〕小豆逐津液，利小便。久服令人肌肤枯燥。〔颂曰〕水气、脚气最为急用。有人患脚气，以袋盛此豆，朝夕展转践踏之，久久遂愈。〔好古曰〕治水者惟知治水，而不知补胃，则失之壅滞。赤小豆消水通气而健脾胃，乃其药也。〔藏器曰〕赤小豆和桑根白皮煮食，去湿气痹肿；和通草煮食，则下气无限，名脱气丸。〔时珍曰〕赤小豆小而色赤，心之谷也。其性下行，通乎小肠，能入阴分，治有形之病。故行津液，利小便，消胀除肿止吐，而治下痢肠澼，解酒病，除寒热痈肿，排脓散血，而通乳汁，下胞衣产难，皆病之有形者。久服则降令太过，津血渗泄，所以令人肌瘦身重也。其吹鼻瓜蒂散及辟瘟疫用之，亦取其通气除湿散热耳。或言共工氏有不才子，以冬至死为疫鬼，而畏赤豆，故于是日作小豆粥厌之，亦傅会之妄说也。又案陈自明妇人良方云：予妇食素，产后七日，乳脉不行，服药无效。偶得赤小豆一升，煮粥食之，当夜遂行。因阅本草载此，漫记之。又朱氏集验方云：宋仁宗在东宫时，患痄腮，命道士赞宁治之。取小豆七七粒为末，傅之而愈。中贵人任承亮后患恶疮近死，尚书郎傅永授以药立愈。叩其方，赤小豆也。予苦胁疽，既至五脏，医以药治之甚验。承亮曰：得非赤小豆耶？医谢曰：某用此活三十口，愿勿复言。有僧发背如烂瓜，邻家乳婢用此治之如神。此药治一切痈疽疮疥及赤肿，无不愈者。但其性黏，干则难揭，入苎根末即不黏，此法尤佳。

【附方】旧十五，新十九。水气肿胀〔颂曰〕用赤小豆五合，大蒜一颗，生姜五钱，商陆根一条，并碎破。同水煮烂，去药，空心食豆，旋旋啜汁令尽，肿立消也。韦宙独行方：治水肿从脚起，入腹则杀人。赤小豆一斗，煮极烂，取汁五升，温渍足膝。若已入腹，但食小豆，勿杂食，亦愈。梅师：治水肿。以东行花桑枝烧灰一升，淋汁，煮赤小豆一升，以代饭，食。水蛊腹大动摇有声，皮肤黑者。用赤小豆三升，

二九〇

白茅根一握，水煮食豆，以消为度。（肘后方）。辟禳瘟疫五行书云：正月朔旦及十五日，以赤小豆二七枚，麻子七枚，投井中，辟瘟疫甚效。又正月七日，新布囊盛赤小豆置井中，三日取出，男吞七枚，女吞二七枚，竟年无病也。辟厌疾病正月元旦，面东，以齑水吞赤小豆三七枚，一年无诸疾。又七月立秋日，面西，以井华水吞赤小豆七枚，一秋不犯痢疾。伤寒狐惑〔张仲景曰〕狐惑病，脉数，无热微烦，默默但欲卧，汗出，初得三四日，目赤如鸠；七八日，目四眦黄黑。若能食者，脓已成也。赤豆当归散主之。用小豆三升，大豆各一升，蒸熟，作二囊，更互坐之，即止。（肘后方）。水谷痢疾小豆一合，熔蜡三两，顿服取效。（必效方）。下部卒痛如鸟啄之状。用小豆、浸令芽出，当归三两，为末。浆水服方寸匕，日三服。（金匮要略）。肠痔下血小豆二升，苦酒五升，煮熟日干，再浸至酒尽乃止，为末。酒服一钱，日三服。（梅师方）。舌上出血如簪孔。小豆一升，杵碎，水三升和，绞汁服。（肘后方）。热淋血淋不拘男女。用赤小豆三合，慢火炒为末，煨葱一茎，擂酒热调二钱服。（修真秘旨）。重舌鹅口赤小豆末，醋和涂之。（普济方）。小儿不语四五岁不语者。赤小豆末，酒和，傅舌下。（千金方）。牙齿疼痛红豆末，擦牙吐涎，及吹鼻中。一方入铜青少许。一方入花硇少许。（家宝方）。中酒呕逆赤小豆煮汁，徐徐饮之。（食鉴本草）。频致堕胎赤小豆末，酒服方寸匕，日二服。（千金方）。妊娠行经方同上。妇人难产产宝：用赤小豆生吞七枚，佳。集验：治难产日久气乏。胞衣不下用赤小豆一升，男七枚，女二七枚，东流水吞服之。（救急方）。产后目闭心闷。赤小豆生研，东流水服方寸匕。不瘥更服。（肘后方）。产后闷满不能食。用小豆三七枚，烧研，冷水顿服佳。（千金方）。乳汁不通赤小豆煮汁饮之。（产书）。妇人吹奶赤小豆酒研，温服，以滓傅之。（熊氏）。妇人乳肿小豆、莽草等分，为末，苦酒和傅佳。（梅师）。痈疽初作赤小豆末，水和涂之，毒即消散，频用有效。（小品方）。石痈诸痈赤小豆五合，纳苦酒中五宿，炒研，以苦酒和涂即消。加栝楼根等分。（范汪方）。痘后痈毒赤小豆末，鸡子白调涂傅之。腮颊热肿赤小豆末，和蜜涂之，一夜即消。或加芙蓉叶末尤妙。丹毒如火赤小豆末，和鸡子白，时时涂之不已，逐手即消。（小品方）。风瘙瘾疹赤小豆、荆芥穗等分，为末，鸡子清调涂。金疮烦满赤小豆一升，苦酒浸一日，熬燥再浸，满三日，令黑色，为末，每服方寸匕，日三服。（千金方）。六畜肉毒小豆一升，烧研。水服三方寸匕，神良。（千金方）。

叶

【主治】去烦热，止小便数。别录煮食，明目。日华。

【发明】〔时珍曰〕小豆利小便，而藿止小便，与麻黄发汗而根止汗同意，物理之异如此。

【附方】旧一，新一。小便频数小豆叶一斤，入豉汁中煮，调和作羹食之。（心镜）。小儿遗尿小豆叶捣汁服之。（千金方）。

芽

【主治】妊娠数月，经水时来，名曰漏胎；或因房室，名曰伤胎。用此为末，温酒服方寸匕，日三，得效乃止。时珍。出普济。

绿豆

（宋《开宝》）

【释名】〔时珍曰〕绿以色名也。旧本作菉者，非矣。

【集解】〔志曰〕绿豆圆小者佳。粉作饵炙食之良。大者名植豆，苗、子相似，亦能下气治霍乱也。

〔瑞曰〕有官绿、油绿，主疗则一。〔时珍曰〕绿豆处处种之。三四月下种，苗高尺许，叶小而有毛，至秋开小花，荚如赤豆荚。粒粗而色鲜者为官绿；皮薄而粉多、粒小而色深者为油绿，皮厚而粉少早种者，呼为摘绿，可频摘也；迟种呼为拔绿，一拔而已。北人用之甚广，可作豆粥、豆饭、豆酒、炒食、眼食、磨而为面，澄滤取粉，可以作饵顿糕，荡皮搓索，为食中要物。以水浸湿生白芽，又为菜中佳品。牛马之食亦多赖之。真济世之良谷也。

【气味】甘，寒，无毒。〔藏器曰〕用之宜连皮，去皮则令人少壅气，盖皮寒而肉平也。反榧子壳，害人。合鲤鱼鲊食，久则令人肝黄成渴病。

【主治】煮食，消肿下气，压热解毒。生研绞汗服，治丹毒烦热风疹，药石发动，热气奔豚。开宝治寒热热中，止泄痢卒澼，利小便胀满。思邈厚肠胃。作枕，明目，治头风头痛。除吐逆。日华补益元气，和调五脏，安精神，行十二经脉，去浮风，润皮肤，宜常食之。煮汁，止消渴。孟诜解一切药草、牛马、金石诸毒。宁原治痘毒，利肿胀。时珍。

【发明】〔时珍曰〕绿豆肉平皮寒，解金石、砒霜、草木一切诸毒，宜连皮生研水服。按夷坚志云：有人服附子酒多，头肿如斗、唇裂血流。急求绿豆、黑豆各数合嚼食，并煎汤饮之，乃解也。

本草纲目

【附方】新十。扁鹊三豆饮治天行痘疮。预服此饮，疏解热毒，纵出亦少。用绿豆、赤小豆、黑大豆各一升，甘草节二两，以水八升，煮极熟。任意食豆饮汁，七日乃止。一方：加黄大豆、白大豆，名五豆饮。痘后痈毒初起，以三豆膏治之神效。绿豆、赤小豆、黑大豆等分，为末。醋调时时扫涂，即消。（医学正传）。防痘入眼用绿豆七粒，令儿自投井中，频视七遍，乃还。小儿丹肿绿豆五钱，大黄二钱，为末，用生薄荷汁入蜜调涂。（全幼心鉴）。赤痢不止以大麻子，水研滤汁，煮绿豆食之，极效。粥食亦可。（必效方）。老人淋痛青豆二升，橘皮二两，煮豆粥，下麻子汁一升。空心渐食之，并饮其汁，甚验。（养老书）。消渴饮水绿豆煮汁，并作粥食。（普济方）。心气疼痛绿豆廿一粒，胡椒十四粒，同研，白汤调服即止。食易饥绿豆、黄麦、糯米各一升，炒熟磨粉。每以白汤服一杯，三五日见效。十种水气用绿豆二合半，大附子一只，去皮脐，切作两片，水三碗，煮熟，空心卧时食豆。次日将附子两片作四片，如前煮食。第三日别以绿豆、附子如前煮食。水从小便下，肿自消。未消再服。忌生冷、毒物、盐、酒六十日，无不效者。（朱氏集验方）。

绿豆粉

【气味】甘，凉、平，无毒。〔原曰〕其胶黏者，脾胃虚人不可多食。〔瑞曰〕勿近杏仁，则烂不能作索。

【主治】解诸热，益气，解酒食诸毒，治发背痈疽疮肿，及汤火伤灼。吴瑞痘疮湿烂不结痂疕者，干扑之良。宁原新水调服，治霍乱转筋，解诸药毒死，心头尚温者。时珍解菰菌、砒毒。汪颖

【发明】〔时珍曰〕绿豆色绿，小豆之属木者也，通于厥阴、阳明。其性稍平，消肿治痘之功虽同赤豆，

而压热解毒之力过之。且益气，厚肠胃，通经脉，无久服枯人之忌。但以作凉粉，造豆酒，或偏于热，能致人病，皆人所为，非豆之咎也。豆粉须以绿色黏腻者为真。外科治痈疽有内托护心散，极言其神效，丹溪朱氏有论发挥。〔震亨曰〕外科精要谓内托散，一日至三日进十数服，可免毒气内攻脏腑。窃详绿豆解丹毒，治石毒，味甘，入阳明，性寒能补为君。以乳香去恶肿，入少阴，性温善窜为佐。甘草性缓，解五金、八石、百药毒为使。想此方专为服丹石发疽者设也。若夫年老者、病深者、证备者、体虚者，绿豆虽补，将有不胜其任之患。五香连翘汤亦非必用之剂。必当助气壮胃，使根本坚固，而行经活血为佐，参以经络时令，使毒气外发，此则内托之本意，治施之早，可以内消也。

【附方】新十二。

护心散又名内托散、乳香万全散。凡有疽疾，一日至三日之内，宜连进十余服，方免变证，使毒气出外服之稍迟，毒气内攻，渐生呕吐，或鼻生疮菌，不食即危矣。四五日后，亦宜间服之。用真绿豆粉一两，乳香半两，灯心同研和匀，以生甘草浓煎汤调下一钱，时时呷之。若毒气冲心，有呕逆之证，大宜服此。盖绿豆压热下气，乳香消诸痈肿毒。服至一两，则香彻疮孔中，真圣药也。（李嗣立外科方）。

疮气呕吐绿豆粉三钱，干胭脂半钱，研匀。新汲水调下，一服立止。（普济方）。霍乱吐利绿豆粉、白糖各二两，新汲水调服，即愈。（生生编）。解烧酒毒绿豆粉荡皮，多食之即解。解鸩酒毒绿豆粉三合，水调服。解砒石毒绿豆粉、寒水石等分，以蓝根汁调服三五钱。（卫生易简）。解诸药毒已死，但心头温者。打扑损伤用绿豆粉新铫炒紫，新汲井水调傅，以杉木皮缚定，其效如神。用绿豆粉调水服。（卫生易简方）。杖疮疼痛绿豆粉炒研，以鸡子白和涂之，炒。（生生编）。此汀人陈氏梦传之方。（澹寮方）。外肾生疮绿豆粉、蚯蚓粪等分，研涂之。署月痱疮绿豆粉二两，滑石一两，和匀扑之。（简易方）。

一切肿毒初起。用绿豆粉炒黄黑色，猪牙皂荚一两，为末，用米醋调敷之。皮破者油调之。（邵真人经验方）。

豆皮

【气味】甘，寒，无毒。

【主治】解热毒，退目翳。时珍。

【附方】新一。通神散治痘疮目生翳。绿豆皮、白菊花、谷精草等分，为末。每用一钱，以干柿饼一枚，粟米泔一盏，同煮干。食柿，日三服。浅者五七日见效，远者半月见效。（直指方）。

豆荚

【主治】赤痢经年不愈，蒸熟，随意食之良。时珍。出普济。

豆花

【主治】解酒毒。时珍。

豆芽

【气味】甘，平，无毒。

【主治】解酒毒热毒，利三焦。时珍。

【发明】〔时珍曰〕诸豆生芽皆腥韧不堪，惟此豆之芽白美独异。今人视为寻常，而古人未知者也。但受温热郁浥之气，故颇发疮动气，与绿豆之性稍有不同。

豆叶

豌豆

（《拾遗》）

【主治】霍乱吐下，绞汁和醋少许，温服。开宝。

【释名】胡豆拾遗，戎菽尔雅，回鹘豆辽志。饮膳正要作回回豆。回回，即回鹘也。毕豆唐史。崔寔月令作豆。青小豆千金青斑豆别录麻累〔时珍曰〕胡豆，豌豆也。其苗柔弱宛宛，故得豌名。种出胡戎，嫩时青色，老则斑麻，故有胡、戎、青斑、麻累诸名。陈藏器拾遗虽有胡豆，但云苗似豆，生田野间，米中往往有之。然豌豆、蚕豆皆有胡豆之名。陈氏所云，盖碗豆也。豌豆之粒小，故米中有之。尔雅：戎菽谓之荏菽。管子：山戎出荏菽，布之天下。并注云：即胡豆也。唐史：毕豆出自西戎回鹘地面。张揖广雅：毕豆、豌豆，留豆也。别录序例云：丸药如胡豆大者，即青斑豆也。孙思邈千金方云：青小豆一名胡豆，一名麻累。邺中记云：石虎讳胡，改胡豆为国豆。此数说，皆指豌豆也。盖古昔呼豌豆为胡豆，今则蜀人专呼蚕豆为胡豆，而豌豆名胡豆，人不知矣。又乡人亦呼豌豆大者为淮豆，盖回鹘音相近也。

【集解】〔时珍曰〕豌豆种出西胡，今北土甚多。八九月下种，苗生柔弱如蔓，有须。叶似蒺藜叶，两两对生，嫩时可食。三四月开小花如蛾形，淡紫色。结荚长寸许，子圆如药丸，亦似甘草子。出胡地者大如杏仁。煮、炒皆佳，磨粉面甚白细腻。百谷之中，最为先登。又有野豌豆，粒小不堪，惟苗可茹，名翘摇，见菜部。

【气味】甘，平，无毒。〔思邈曰〕甘、咸，温、平，涩。〔瑞曰〕多食发气病。

本草纲目

【主治】消渴，淡煮食之，良。藏器治寒热热中，除吐逆，止泄痢澼下，利小便，腹胀满，思邈调营卫，益中平气。煮食，下乳汁。可作酱用。瑞煮饮，杀鬼毒心病，解乳石毒发。研末，涂痈肿痘疮。作澡豆，去黑䵟，令人面光泽。时珍。

【发明】〔时珍曰〕豌豆属土，故其所主病多系脾胃。元时饮膳，每用此豆捣去皮，同羊肉治食，云补中益气。今为日用之物，而唐、宋本草见遗，可谓缺典矣。千金、外台洗面澡豆方，盛用毕豆面，亦取其白腻耳。

【附方】新三。四圣丹治小儿痘中有疔，或紫黑而大，或黑坏而臭，或中有黑线，此症十死八九，惟牛都御史得秘传，此方点之最妙。用豌豆四十九粒烧存性，头发灰三分，真珠十四粒炒研为末，以油胭脂同杵成膏。先以簪挑疔破，咂去恶血，以少许点之，即时变红活时。服石毒发胡豆半升捣研，以水八合绞汁饮之，即愈。（外台）。霍乱吐利豌豆三合，香薷三两，为末，水三盏，煎一盏，分二服。（圣惠）。

豆腐
（《日用》）

【集解】〔时珍曰〕豆腐之法，始于汉淮南王刘安。凡黑豆、黄豆及白豆、泥豆、豌豆、绿豆之类，皆可为之。造法：水浸硙碎，滤去滓，煎成，以盐卤汁或山矾叶或酸浆、醋淀就釜收之。又有入缸内，以石膏末收者。大抵得咸、苦、酸、辛之物，皆可收敛尔。其面上凝结者，揭取晾干，名豆腐皮，入馔甚佳也。

【气味】甘、咸，寒，有小毒。〔原曰〕性平。〔颂曰〕寒而动气。〔瑞曰〕发肾气、疮疥、头风，杏仁可解。〔时珍曰〕按延寿书云：有人好食豆腐中毒，医不能治。作腐家言：莱菔入汤中则腐不成。遂以莱菔汤下药而愈。大抵暑月恐有人汗，尤宜慎之。

【主治】宽中益气，和脾胃，消胀满，下大肠浊气。宁原清热散血。时珍。

【附方】新四。休息久痢白豆腐，醋煎食之，即愈。（普济方）。赤眼肿痛有数种，皆肝热血凝也。用消风热药服之。夜用盐收豆腐片贴之，酸浆者勿用。（证治要诀）。杖疮青肿豆腐切片贴之，频易。一法：以烧酒煮贴之，色红即易，不红乃已。（拔萃方）。烧酒醉死心头热者，用热豆腐细切片，遍身贴之，贴冷即换之，苏省乃止。

红曲

（《丹溪补遗》）

【集解】〔时珍曰〕红曲本草不载，法出近世，亦奇术也。其法：白粳米一石五斗，水淘浸一宿，作饭。分作十五处，入曲母三斤，搓揉令匀，并作一处，以帛密覆。热即去帛摊开，觉温急堆起，又密覆。次日日中又作三堆，过一时分作五堆，再一时合作一堆，又过一时分作十五堆，稍温又作一堆，如此数次。第三日，用大桶盛新汲水，以竹箩盛曲作五六分，蘸湿完又作一堆，如前法作一次。第四日，如前又曲。若曲半沉半浮，再依前法作一次，又蘸。若尽浮则成矣，取出日干收之。其米过心者谓之生黄，入酒及鲊醢中，鲜红可爱。未过心者不甚佳。入药以陈久者良。

【气味】甘，温，无毒。〔瑞曰〕酿酒则辛热，有小毒，发肠风痔瘘、脚气、哮喘痰嗽诸疾。

本草纲目

【主治】消食活血，健脾燥胃，治赤白痢下水谷。震亨酿酒，破血行药势，杀山岚瘴气，治打扑伤损。吴瑞治女人血气痛，及产后恶血不尽，擂酒饮之，良。时珍。

【发明】〔时珍曰〕人之水谷入于胃，受中焦湿热熏蒸，游溢精气，日化为红，散布脏腑经络，是为营血，此造化自然之微妙也。造红曲者，以白米饭受湿热郁蒸变而为红，即成真色，久亦不渝，此乃人窥造化之巧者也。故红曲有治脾胃营血之功，得同气相求之理。

【附方】新四。湿热泄痢丹溪青六丸：用六一散，加炒红曲五钱，为末，蒸饼和丸梧子大。每服五七十丸，白汤下，日三服。丹溪心法。小儿吐逆频并，不进乳食，手足心热。用红曲年久者三钱半，白术麸炒一钱半，甘草炙一钱，为末。每服半钱，煎枣子、米汤下。（经验方）。小儿头疮因伤湿入水成毒，浓汁不止。用红曲嚼罨之，甚效。（百一选方）。心腹作痛赤曲、香附、乳香等分为末，酒服。（摘玄方）。

蘖米

（《别录》中品）

【释名】〔弘景曰〕此是以米作蘖，非别米名也。〔恭曰〕蘖犹孽也，生不以理之名也。皆当以可生之物生之，取其蘖中之米入药。按食经用稻蘖，稻即矿谷之总名。陶谓以米作矿，非矣。米岂能更生乎？

【集解】〔宗奭曰〕蘖米，粟蘖也。〔时珍曰〕别录止云蘖米，不云粟作也。苏恭言凡谷皆可生者，是矣。有粟、黍、谷、麦、豆诸蘖，皆水浸胀，候生芽曝干去须，取其中米，炒研面用。其功皆主消导。今并集于左方。日华子谓蘖米为作醋黄子者，亦误矣。

粟蘖（一名）粟芽

【气味】苦，温，无毒。【宗奭曰】今谷神散中用之，性温于麦蘖。

【主治】寒中，下气，除热。别录除烦，消宿食，开胃。日华为末和脂傅面，令皮肤悦泽。陶弘景。

稻蘖（一名）谷芽

【气味】甘，温，无毒。

【主治】快脾开胃，下气和中、消食化积。时珍。

【附方】新一。启脾进食谷神丸：用谷蘖四两为末，入姜汁、盐少许，和作饼，焙干，入炙甘草、砂仁、白术麸炒各一两，为末。白汤点服之，或丸服。（澹寮方）。

䄺麦蘖（一名）麦芽

【气味】咸，温，无毒。

【主治】消食和中。别录破冷气，去心腹胀满。药性开胃，止霍乱，除烦闷，消痰饮，破症结，能催生落胎。日华补脾胃虚，宽肠下气，腹鸣者用之。元素消化一切米、面、诸果食积。时珍。

【发明】【好古曰】麦芽、神麴二药，胃气虚人宜服之，以代戊已腐熟水谷。豆蔻、缩砂、乌梅、木瓜、芍药、五味子为之使。【时珍曰】麦蘖、谷芽、粟蘖，皆能消导米、面、诸果食积。观造饧者用之，可以类推矣。但有积者能消化，无积而久服，则消人元气也，不可不知。若久服者，须同白术诸药兼用，则无害也矣。

【附方】旧三，新五。快膈进食麦蘖四两，神麴二两，白术、橘皮各一两，为末，蒸饼丸梧子大。每

本草纲目

人参汤下三五十丸，效。谷劳嗜卧饱食便卧，得谷劳病，令人四肢烦重，嘿嘿谷欲，食毕辄甚。用大麦蘖一升，椒一两（并炒），干姜三两，捣末。每服方寸匕，白汤下，日三。（肘后方）。腹中虚冷食辄不消，羸瘦弱乏，因生百疾。大麦蘖五升，小麦面半斤，豉五合，杏仁二升，皆熬黄香，捣筛糊丸弹子大。每服一丸，白汤下。（肘后方）。产后腹胀不通，转气急，坐卧不安。以麦蘖一合，为末。和酒服，良久通转，神验。此乃供奉辅太初传与崔郎中方也。（李绛兵部手集方）。产后青肿乃血水积也。干漆、大麦蘖等分，为末。新瓦中铺漆一层，蘖一层，重重令满，盐泥固济，煅赤研末。热酒调服二钱。产后诸疾并宜。（妇人经验方）。产后秘塞五七日不通。不宜妄服药丸。宜用大麦芽炒黄为末，每服三钱，沸汤调下，与粥间服。（妇人良方）。妊娠去胎外台：治妊娠欲去胎。麦蘖一升，蜜一升，服之即下。小品：用大麦芽一升，水三升，煮二升，分三服，神效。产后回乳产妇无子食乳，乳不消，令人发热恶寒。用大麦蘖二两，炒为末。每服五钱，白汤下，甚良。（丹溪纂要方）。